名中医教你自诊自疗

图解中医
面诊手诊脉诊

陈新宇 罗云涛 主编

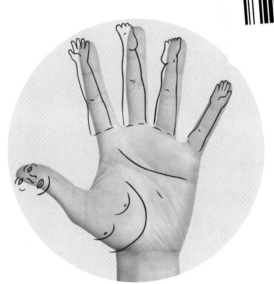

黑龙江科学技术出版社
HEILONGJIANG SCIENCE AND TECHNOLOGY PRESS

图书在版编目（CIP）数据

图解中医面诊手诊脉诊 / 陈新宇 , 罗云涛主编 . --
哈尔滨 : 黑龙江科学技术出版社 , 2023.11
　ISBN 978-7-5719-2115-6

　Ⅰ . ①图… Ⅱ . ①陈… ②罗… Ⅲ . ①望诊 (中医) —
图解②触诊—图解③脉诊—图解 Ⅳ . ① R241-64

中国国家版本馆 CIP 数据核字 (2023) 第 173896 号

图解中医面诊手诊脉诊
TUJIE ZHONGYI MIANZHEN SHOUZHEN MAIZHEN
陈新宇　罗云涛　主编

出　　版	黑龙江科学技术出版社
出 版 人	薛方闻
地　　址	哈尔滨市南岗区公安街 70-2 号
邮　　编	150007
电　　话	（0451）53642106
网　　址	www.lkcbs.cn

责任编辑	孙　雯
设　　计	深圳·弘艺文化　HONGYI CULTURE

印　　刷	哈尔滨市石桥印务有限公司
发　　行	全国新华书店
开　　本	710 mm × 1000 mm　1 / 16
印　　张	12
字　　数	160 千字
版次印次	2023 年 11 月第 1 版　2023 年 11 月第 1 次
书　　号	ISBN 978-7-5719-2115-6
定　　价	45.00 元

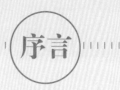

　　面诊、手诊、脉诊是中医的三大瑰宝。学会自诊自疗，让你从"讳疾忌医""有病治病"的观念，逐渐转变到"未病先防""治未病"的观念，主动学习简单的疾病诊断方法，并将其运用到日常生活中，能帮助你及早预防疾病、及时发现疾病，做到早诊断、早治疗。

　　面部络脉丰富，为"脏腑气血之外荣，经脉之所聚"，《灵枢·邪气脏腑病形》曰："十二经脉三百六十五络，其气血皆上于面而走空窍。"中医认为，人体的五脏六腑在面部都有一定的反射区，而脸面就是脏腑的"外衣"，面诊就是通过观察这些部位神、色、形态等的变化来判断五脏六腑各个部位的健康状况的。

　　手是人体全身脏腑器官的完整缩影，是神经的聚集点，一只手正反面有很多穴位。临床实践证明，对手部的这些穴位进行刺激，可辅助调理多种病症。可以说，手是观察人体健康状况的一面镜子。

　　脉诊一直是中医独特的诊病方法，俗称"号脉"或"切脉"，是中医"四诊"（望、闻、问、切）之一，也是辨证论治必不可少的一个客观依据。脉诊在我国有悠久的历史，是我国古代医学家长期医疗实践的经验总结。《史记》中记载的春秋战国时期的名医扁鹊，便是以精于望、闻、问、切的方法，特别是以脉诊而闻名的。

　　为了使广大读者了解面诊、手诊、脉诊的知识，客观了解面诊、手诊、脉诊的全貌，合理运用面诊、手诊、脉诊来进行疾病的诊断，同时达到增长知识、开阔眼界、提高自我防病能力的目的，我们精心编写了这本《图解中医面诊手诊脉诊》。本书包括四章：第一章介绍了面诊的基础知识、头面部的脏腑反射区，教你通过看面色和五官状态来了解常见病症与眼、耳、鼻、口、舌、齿的关系；第二章介绍了手诊的基础知识，手部反射区、手部常用腧穴的定位与按摩方法；第三章揭开了脉诊的神秘面纱，教你如何快速学习脉诊、了解特殊脉，判断脉象对应的疾病；第四章详解了多种常见疾病的脉诊方法，通过脉象诊断分型，通过穴位疗法来缓解病痛。

如果我们能够及时发现面部、手部与对应脏腑部位的变化，通过诊察面部、观察手部、摸索脉象，探知与其相关脏腑的疾病，并采取恰当的治疗措施，及时进行医治，便能祛病强身，获得健康美好的生活。

本书受"全国名老中医药专家陈新宇传承工作室建设项目(国中医药人教函[2022]75号)；湖南省发改委创新引导专项(湘发改投资2019-412号)；湖南省自然科学基金(2020JJ4474)；心病"四时调阳"重点研究室建设专项(湘中医药函[2020]51号)；"四时调阳"治未病湖南省工程研究中心(湘发改高技[2020]1006号)"；湖南省科学技术厅重点领域研发计划(2019SK2321)；湖南省科技人才托举工程项目(2020TJ-N01)；项目支持特此致谢。

最后需要提醒大家注意，穴位按摩要遵循医嘱，要在专业医师的指导下进行。

第1章 以"面"识人，健康写在脸上

CONTENTS

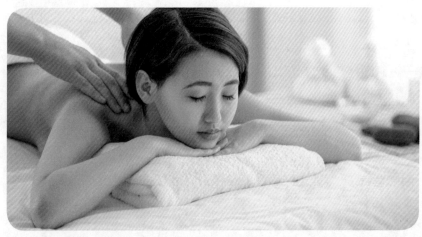

第 2 章 探索手掌奥秘，健康一手"掌"握

CONTENTS

CONTENTS

第3章 揭开脉诊的神秘面纱，辨脉诊病

第4章 三管齐下，自诊自疗，轻松搞定常见病

CONTENTS

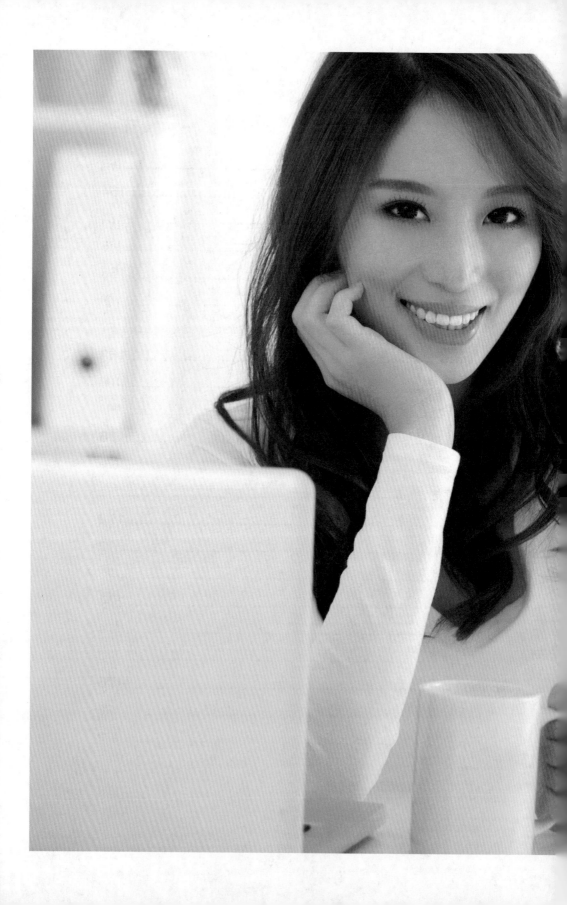

第1章
以“面”识人，健康写在脸上

快节奏和紧张的工作使很多现代人出现了“亚健康”的状态，怎样才能拥有健康的身体和充沛的精力、以最佳的状态面对工作和生活是我们每个人都应当关心的问题。通过面诊，及时调理身体可能存在的问题，能有效地防治疾病的发生。

什么是面诊

面诊就是通过面部反射区观察脏腑疾病与健康状况的诊法，即医生运用望、闻、问、切的诊断方法对面部整体及五官进行观察，从而判断人体全身与局部的病变情况。通过对面部形态、颜色、肌肤、瑕点分布等方面的观察，从而得知脏腑、经络、气血功能的状态，简而言之就是"看五官，观气色，辨脏腑之病"。通过诊断或预测疾病的发生和发展，给人们提供预防和治疗的根据。

人的面部结构

人的面部既能给他人留下印象，又能够反映出一个人的精神状态。而人体脏器在面部也有相应的反射区，只要认清这些反射区，就能够判断身体健康与否。面部是暴露于体表最多的部位，也是最能表达喜、怒、哀、乐等感情的部位。人的面部主要由皮肤、肌肉、血管、淋巴及神经组成。

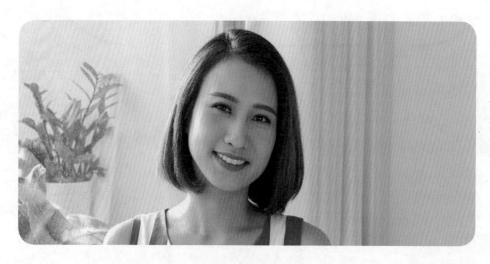

● 皮肤

面部皮肤薄而柔软，富有弹性，含有较多的皮脂腺、汗腺和毛囊。皮肤下还有浅筋膜，浅筋膜内有神经、血管和腮腺管穿行。面部的小动脉有丰富的血管运动神经分布，反应灵敏。当情绪激动或患有某种疾病时，面部的色泽也会随之变化。

● 面部肌肉

面部肌肉较薄而纤细，主要集中在眼裂、口裂和鼻孔的周围，能够使面部呈现各种表情。面部肌肉由面神经支配，如果面神经受损，可引起面瘫。

● 血管、淋巴神经

面部血管包括面动脉和面静脉。面动脉是分布于面部浅层的主要动脉；面静脉伴行于面动脉的后方，位置较浅，行至下颌角下方，与下颌后静脉的前支汇合，穿过深筋膜，注入颈内静脉。面部浅层的淋巴管非常丰富，这些淋巴管交织成网状。面部的感觉神经来自三叉神经，支配面肌活动的是面神经的分支。

面诊的理论依据

面部的变化与内脏的疾病息息相关，当内脏发生病变，即在面部有所反映。面部为脏腑气血的外荣，又为经脉所聚，《灵枢·邪气脏腑病形》曰："十二经脉，三百六十五络，其气血皆上于面而走空窍。"中医认为，人体的五脏六腑在面部都有一定的反射区，而面部就是脏腑的"外衣"，面诊就是通过观察这些部位神、色、形态等的变化来判断五脏六腑各个部位的健康状况。这一方法在被用于疾病诊断时非常灵验，被称为"神明之术"。

面部反映各部位的生理信息，使面部成为人体完整的缩影。面部的各部分属不同的脏腑，是面部望诊的基础。传统的面部脏腑反射区是在《黄帝内经》有关脏象、气血、经络分布的理论基础上形成的；而现代面部各部分属是在生物全息理论指导下形成的，也就是内脏在面部的缩影。

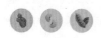

"心主血脉，其华在面"，手足三阳经皆上行于头面，面部的血脉丰盛，为脏腑气血之所荣。

中医通过长期大量的医疗实践，逐渐认识到人体是一个统一的有机整体，以五脏为中心、经络为通道、气血为媒介，内联脏腑，外络肌肤，感观四肢百骸。人体的各个部分相互联系、相互影响、相互作用。因此，体内脏器的变化，会在身体外部表现出来；身体外部的变化，也可以影响到内部组织器官的变化。局部的病变，可影响全身；反之，全身病变也可在局部，如头发、面部、目、鼻、唇、耳等部位反映出来。因此，通过望诊人体各部位的形态、气色变化等，可以判断出内在各脏腑的功能状态。这就是面诊的基本理论依据，其相对较完善的理论系统早在《黄帝内经》中就已经形成。

面部皮肤薄嫩，处于人体的较高处，色泽变化易于外露，所以在望诊中也最容易把握。观察人外部的异常，可以探知人体内部的变化，进而判断人体内部脏器可能发生的病变。《黄帝内经》曰："视其外应，以知其内脏，则知所病矣。"如元代医学家朱震亨所说："沃知其内者，当以观乎外，诊于外者，斯以知其内。盖有诸内，必形诸外。"身体的变化过程虽然多循序渐进且缓慢不易察觉，但是都有蛛丝马迹可循。我们平时要多留心观察五官，以发现其细微的变化，进而探知变化发生的原因，从而避免疾病的恶化。

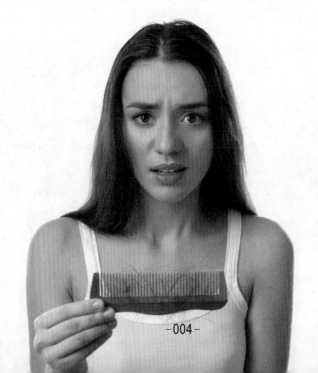

掌握面诊的要点

● 时间最好选择在早晨

面诊适宜选择在早晨，是因为人早上起床时没有经过情绪变化和运动等因素的影响，此时人的阴气未动、阳气未散、气血未乱，面色最自然，若有疾病便很容易从面部显示出来。从这一点上来说，自己最能把握自己面色的变化，最适合做自己的面诊医师。

● 光线最好是间接日光

中医面诊要在间接日光的条件下进行，不能让面部直接暴露在太阳下。在柔和的光线下，面色最易于诊察，比如说在透光性较好的阳面房间进行面诊较为适宜。如果没有太阳光，在灯光下进行面诊是很容易出现误诊的，比如说白炽灯会使面色发白，日光灯和烛光会使面色偏黄。中医历来就有这样的警诫谚语："灯下不看色，看色必出错。"

● 排除影响面诊的环境因素

面部气色容易受外部环境的影响而发生改变，比如说，酷热严寒使人面发黑，室内工作使人面色发白。日晒、风吹、雨淋以及各种化妆品、油脂等的影响都会造成假象，改变肌肤原来的颜色，使其不能真正反映内脏的状况。因此在就诊时，务必要把这些因素考虑进来，让患者卸妆之后再来面诊。

● 排除影响面诊的心理因素

面诊时还必须考虑情绪对面色的影响。当人们处于愤怒、悲伤、狂喜等情绪时，面色会表现出不同于平时的颜色，所以在对患者进行面诊前，必须使患者身心宁静，尽量避免这些情绪影响气色。所以，《望诊遵经》上说："望色还须气息匀。"

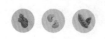

头面部的脏腑反射区

人体许多经脉都上行至头面部，人体经脉运行自如是脏腑精气充足的表现，所以，观察人的面部可以作为诊断脏腑病变的一种手段。手部的三条阳经，即手太阳小肠经、手少阳三焦经、手阳明大肠经，以及足少阳胆经、足阳明胃经皆上行于头面部。人体面部与全身都有一定的对应关系，我们可以利用这种对应关系来判断身体各部位的变化。

脏腑在面部的反射区

《灵枢·五色篇》将人的面部比喻为宫廷院落，鼻居中央，地位最高，故曰明堂；其余各部皆形象化地予以想象：眉间称阙，额称庭（颜），颊侧称藩，耳门称蔽。正如《望诊遵经》所说："首面上于阙庭，王宫在于下极，五脏次于中央，六腑挟其两侧。"这就是面部脏腑分布的总规律。

面部各部分与五脏均有对应关系：庭候首面，阙上候咽喉，阙中（印堂）候肺，阙下（下极）候心，下极之下（年寿）候肝，肝部左右候胆，肝下候脾，方上（脾两旁）候胃，中央（颧下）候大肠，挟大肠候肾，明堂（鼻端）以上候小肠，明堂以下候膀胱、子宫处。

《素问·刺热篇》把五脏与面部的相关部位划分为左颊候肝、右颊候肺、额候心、颏候肾、鼻候脾，并说"热病从部所起者，至期而已""肝热病者，左颊先赤；心热病者，颜先赤；脾热病者，鼻先赤；肺热病者，右颊先赤；肾热病者，颐先赤"。虽然这是从热病的角度来划分的，但后世医家已把它扩展推广到对一切疾病的望诊上。

《灵枢·五阅五使》中说："五官者，五脏之阅也。"所谓"阅"，是"现于外而历历可察"之意。据此，喘息鼻张是肺病，眦青者是肝病，唇黄者是脾病，舌卷短而颧赤是心病，颧与颜黑是肾病。肾开窍于耳，当为耳黑。临床上，可以将此作为望面色的补充，且可据五脏与五体的联系，以诊断皮、肉、气、血、筋、骨之病。例如《灵枢·卫气失常篇》中说："色起两眉薄泽者，病在皮；唇色青黄赤白黑者，病在肌肉；营气濡然者，病在血气；目色青黄赤白黑者，病在筋；耳焦枯受尘垢，病在骨。"

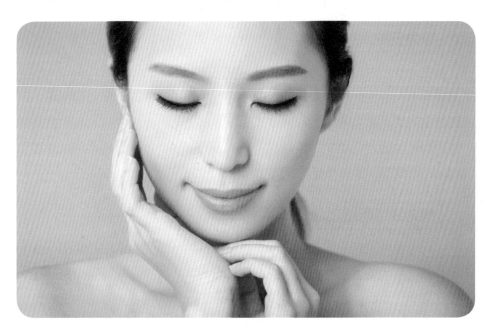

眼与脏腑的分属

《灵枢·大惑论》曰："五脏六腑之精气，皆上注于目而为之精。"可以说，目为"肝之官，心之使，阴阳之所会，宗脉之所聚，营卫魂魄之所常营，神气之所生，气之清明者也。"总之，目与五脏六腑、经络筋骨、精神气血都有着密切的联系，可以通过眼睛探察五脏六腑的变化，对某些病症的诊断具有见微知著的意义。

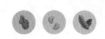

眼为筋骨血气肌肉之部

《灵枢·大惑论》认为，"精之窠为眼，骨之精为瞳子，筋之精为黑眼，血之精为络，窠气之精为白眼……肌肉之精为约束，裹撷筋骨血气之精而与脉并为系，此系上属于脑，后出于项中"。筋骨、肌肉、气血又分属五脏，后世医家据此发展为五轮学说，《秘传眼科龙木论》分为肉轮、血轮、气轮、风轮、水轮，并以此检测相应脏腑的病变。

眼为五脏六腑之部

据《黄帝内经》所述，因肝属风主筋，所以黑睛被称为"风轮"，属肝与胆；心主血脉，故内外眦的血络被称为"血轮"，属心与小肠；因脾主肌肉，所以眼睑被称为"肉轮"，属脾与胃；肺主气，其色白，故白睛被称为"气轮"，属肺与大肠；因肾属水，主骨生髓，所以瞳被称为"水轮"，属肾与膀胱。

眼为经络阴阳之部

据《黄帝内经》记载，直接与眼有联系的经脉有足太阳、足阳明、足少阳、手太阳、手少阳、手少阴、足厥阴、任脉、督脉、阴阳跷脉；经筋则有足太阳、足阳明、足少阳、手太阳、手少阳，且太阳为上睑，阳明为下睑，少阳结于目眦为外维。据《灵枢·论疾诊尺篇》载，赤脉从上向下者，属太阳病；从下向上者，属阳明病；从外向内者，属少阳病。又据《灵枢·热病篇》载，目赤从内眦始者，属阴病。《灵枢·大惑论》认为，"瞳子黑眼法于阴，白眼赤脉法于阳"。眼睑上为阳，下为阴；左为阳，右为阴；外眦为阳，内眦为阴。

鼻与脏腑的分属

中医认为，鼻是体表的一个器官，与肺、脾、胆、心、肝等脏腑都有密切的生理和病理关系。所以，望面诊病时，观察鼻部周围颜色的变化是其中的重要环节。要想诊断准确，首先必须明确鼻部不同穴位与身体的对应关系。

心区分布于两目内眦连线之中点。鼻主嗅觉，需要心经的功能协助参与，所以也可以说心主嗅。心主脉，鼻为血脉聚集之处，心的健康与否可能会影响鼻部。

肝区分布于鼻梁最高点之下方，两颧连线与鼻正中线交叉点，心穴与脾穴连线之中点。按摩此处对肝脏有一定的保健作用。

脾区分布于鼻准头上缘正中线上。鼻为血脉聚集之处，而脾脏具有统率血、化生血的功能，脾的统血、生血功能可以影响鼻的生理功能，其完成需靠脾气升清的功能协助。

肺区分布于两眉内侧端连线之上。肺主鼻，鼻为肺之窍、肺之官，肺气上接气道通于鼻，构成肺系，肺气充满则能与鼻共司呼吸，助发音，知香臭。

胆区分布于目内眦之下，肝穴外侧。胆经之气上通于脑，下通于鼻。按摩此处对调理胆部病症有辅助作用。

肾区分布在两外耳道口连线与鼻中线的交叉点处。鼻司呼吸，依靠肾气协助，其中肺主呼出，而肾主纳入。肾不纳气则引发哮喘；肾气不足或肾阳虚弱，则鼻易为风寒所袭，可表现为多喷嚏。

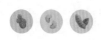

唇与脏腑的分属

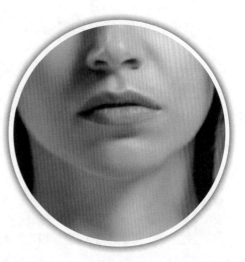

中医认为，脾开窍于口。《黄帝内经》中说："脾之合肉也，其荣唇也。"脾之华在唇，且足阳明胃经环绕口唇，所以脾胃的病变可以在唇部表现出来。《素问·六节脏象论》中说："脾、胃、大肠、小肠、三焦、膀胱者，仓廪之本，营之居也，名曰器，……其华在唇四白。"

口以开合为用，为心之外候，饮食均从口入，四通八达，为脏腑之要冲。大肠之经脉挟口交人中；肝络之脉络环唇内；冲脉络唇口；任脉至承浆；督脉上颐环唇。所以，唇之形色变化、肌肉荣枯、皮之薄厚等都可推断其有关脏腑的功能状态。

耳与脏腑的分属

耳为肾之窍，手足少阳经之脉布于耳，手足太阳经、阳四经亦行于耳前后，所以说耳为"宗脉之所聚"。《素问·金匮真言论》中说："南方赤色，入通于心，开窍于耳。"可见，耳诊可察知心脏功能。

据现代耳针疗法研究发现，内脏在耳部的反射区分布是有规律的。经常按摩耳朵，对体内各脏腑皆有很好的保健效果。通过大量临床实践，总结了治疗疾病的有效耳穴，如眼穴、肝穴、脾穴能治疗麦粒肿；颈椎穴、颈穴、神门穴、外生殖器穴能治疗落枕；枕穴、额穴、枕小神经穴、神门穴、皮质下穴能治疗头痛。内脏、肢体、器官等发生病变，在耳廓相应部位有压痛点（或反应点），可作为取穴的根据，例如胃病取胃穴，踝关节扭伤取踝关节穴等。可用钝头探棒查找出压痛点。

根据西医理论，皮质下穴有调节大脑皮质的功能，因而神经系统的病症要取皮质下穴；交感穴有调节自主神经的功能，因而内脏病痛要取交感穴；

平喘穴有调节呼吸中枢及抗过敏的功能，因而哮喘要取平喘穴。

舌与脏腑的分属

中医认为，舌为"心之窍，脾胃之外候"。人体的五脏六腑通过经络和经筋的循行，都直接或间接地与舌有联系。如《灵枢·经脉》中说："手少阴之别……循经入于心中，系舌本……"《灵枢·营卫生会》中说："上焦出于胃上口……上至舌，下足阳明。"

《灵枢·经筋》中指出："足太阳之筋……其支者，别入结于舌本。"说明舌通过经脉、经别或经筋，与心、肝、脾、肾、胃、膀胱、三焦诸脏腑有着直接的联系，因为心主舌，心气通于舌，所以心与舌的联系最为密切。至于肺、胆、小肠、大肠等，与舌虽无直接联系，但手太阴肺经起于中焦、络于脾胃，足少阳胆经络于肝，手太阳小肠经与心互为表里，手阳明大肠经又连络于肺，故肺、胆、小肠、大肠等脏腑之经气亦可间接联系于舌。

舌与脏腑的这种千丝万缕的联系，使舌能客观地反映出体内的各种生理、病理变化，显示机体的外在表现和功能状态。可以说，舌蕴含了生命活动的内在信息，是反映机体信息的一个窗口，所以舌被认为是机体系统中包含它在内的整个信息贮存库的一个全息元。

舌分为舌尖、舌中、舌根、舌边四部分，中医舌诊中又把舌体划分为上、中、下三焦，其尖部为上焦，中部为中焦，根部为下焦。其脏腑分属为：舌尖候心和肺；舌中候脾胃；舌之两边候肝胆；舌根候肾。根据舌的部位候脏腑的理论，我们通过观察舌各部分的变化情况，可以得知五脏六腑、四肢九窍的病理变化，进而得知疾病的性质及病位所在。

牙齿与脏腑的分属

关于牙齿与脏腑的联系，《黄帝内经》上明确指出的有胃、大肠二经，如"大肠手阳明之脉……其支者，从缺盆上颈，贯颊，入下齿中……胃足阳明之脉，起于鼻，上交齿中，旁纳太阳之脉，下循鼻外，入上齿中"。

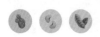

现代解剖学将牙齿分为切牙、尖牙、前磨牙、磨牙。形态和功能的不同，决定了各部位牙齿所属的脏腑不同：上切牙属心，下切牙属肾；上尖牙及前磨牙属胃，下尖牙及前磨牙属脾；上左磨牙属胆，下左磨牙属肝；上右磨牙属大肠，下右磨牙属肺。

牙齿不仅和胃、大肠有着密不可分的关系，也和人体的其他脏腑密切相关。如手阳明经"入下齿中"，足阳明经"入上齿中"，手阳明别络"遍齿"，手少阳之筋"支者上曲牙"，足阳明经"循牙车"，手阳明经、足太阳经有"入龈遍齿者"。

齿为骨之余，肾主骨，故《杂病源流犀烛》曰："齿者，肾之标，骨之本也。"说明肾与齿关系密切。《黄帝内经》不仅肯定了齿与肾气、精髓、手足阳明经脉等脏腑经络在生理上的联系，而且说明了胃火牙痛、肾虚齿松齿脱等齿与脏腑在病理上的联系。与牙齿相连接的是齿龈，齿龈上为足阳明胃脉所贯络，下为手阳明大肠脉所贯络，所以齿龈的色泽和荣枯的变化，也可以作为诊断疾病的依据。

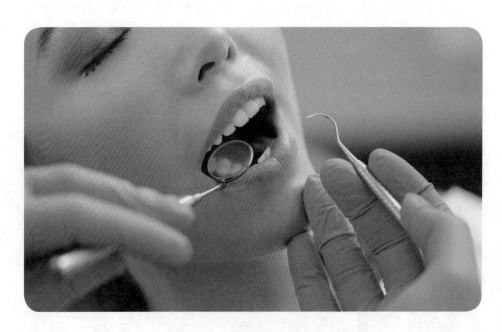

察神观人之精神活动

神是生命活动的总称，而面部的神与神态是观察人体生命活动的外在表现，即可以观察人的精神状态和功能状态。《灵枢·天年篇》中说："何者神？……血气已和，荣卫已通，五脏已成，神气舍心，魂魄毕具，乃成为人。"可见神对一个人的重要程度。有神，是生命存在的证明；神去，则是生命结束的标志。

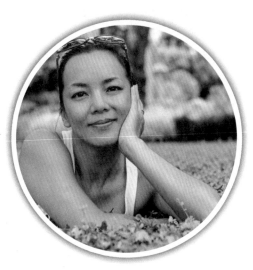

神既然是一身之主宰，那么必然于全身皆有表现。人们往往通过目光、面色、表情、言谈举止、感觉反应、声息体态、舌象、脉象等将神呈现于外，其中最明显的是表现于目光中。通过望神，可以了解一个人脏腑精气的盛衰，可以了解病情的轻重与预后。望神的内容包括得神、少神、失神，此外，神气不足、神志异常等也应属于望神的内容。

得神

得神即有神，是精充、气足、神旺的表现。《黄帝内经》说："得神者昌。"在病中，得神表示虽病而正气未伤，属于轻病，预后良好。

得神者神志清楚，语言清晰，目光明亮，神采内含；耳朵健康，鼻子明润有光泽；口唇红润，舌苔淡红润泽；面色荣润含蓄，表情丰富自然；反应灵敏，动作灵活，体态自如；呼吸平稳，肌肉不削。这是正常人的神气，即

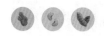

使得病，也能脏腑功能不衰，预后良好。

得神是一个人心理健康的标志，我们可以通过调节心理和改善自己所处的环境来"得神"。具体做法有：

- 情绪稳定，心情愉快，让身心处于一种和谐健康、轻松自然的状态。
- 建立良好的人际关系，消除孤独感。
- 对生活中出现的各种问题，要以良好、稳定的心态，面对现实、沉着冷静、积极稳妥地加以处理。

少神

少神即神气不足，是轻度失神的表现，介于得神和失神之间，是亚健康状态的一种表现。少神常常发生在虚证患者身上，比得神和失神更为多见。

少神多属心脾两亏，或肾阳不足。具体表现为：精神不振，情绪不稳，焦躁不安，健忘困倦，懒言倦怠，浑身乏力，动作迟缓等。神志异常也是少神的一种表现，一般包括烦躁不安以及癫、狂、痫等。《黄帝内经》中说："人有五脏化五气，以生喜怒悲忧恐。"肝"在志为怒"，心"在志为喜"，脾"在志为思"，肺"在志为悲"，肾"在志为恐"。可见，情志是由五脏产生的，五脏的病变可导致神志的异常变化。

五脏的病变，主要是指五脏精气之盛衰、邪气之有无，具体表现在五脏虚实上。如《黄帝内经》中载有"肝气虚则恐，实则怒""心气虚则悲，实则笑不休"。"虚"指的是五脏精气的不足，"实"指的是邪气有余。导致精气不足的原因有很多，如情志伤脏、年老体衰、久病与房劳等，都可以造成五脏精气亏虚。若五脏精亏，必然会精神不振，甚至神志失常，其主要临床精神症状如下：

癫狂

癫和狂都是精神失常的疾患。癫表现为抑郁状态、淡漠寡言、沉默痴呆、语无伦次、不知饥饱，甚则僵仆直视，属虚证。病由痰气郁结、阻蔽神明或心脾两虚所致。狂表现为兴奋状态、喧扰不宁、衣被不敛、打人骂人、歌笑不休、动而多怒，甚则逾垣上屋，属实证。病由肝郁化火、痰火上扰神明所致。癫与狂在病理变化上有关联，常互相转换，故以癫狂并称。

痫病

又名癫痫或"羊痫风"，是一种疾病综合征，以脑部神经元反复突然过度放电所致的间歇性中枢神经系统功能失调为特征。表现为发作时精神恍惚，甚则全身痉挛、口吐涎沫、两目上视、四肢抽搐、倒地不省，或口中如做猪羊叫声，苏醒后如常。多由肝风夹痰，上窜蒙蔽清窍，或属痰火扰心，引动肝风而致。小儿由于脏腑娇嫩、元气未充，因此最易因惊恐而致痫病。

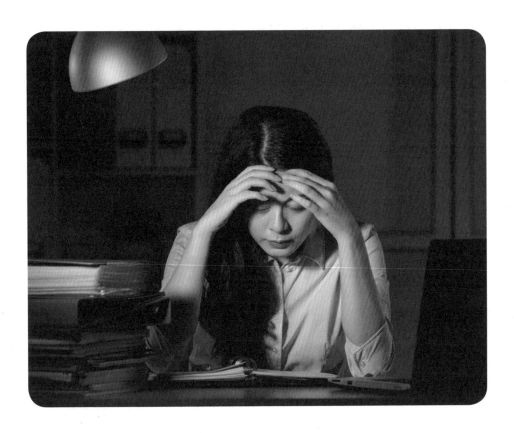

失神

《黄帝内经》里说："失神者亡。"失神也称无神，是一个人精损、气亏、神衰的表现，说明五脏功能紊乱，病重至笃，难以治疗，预后较差。

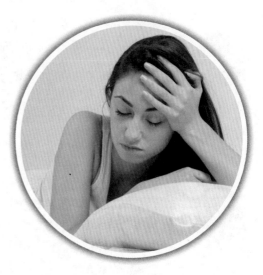

失神指神气涣散，临床表现为精神萎靡、神情恍惚、目光呆滞、神思昏乱、言语不清、面色无华、气息不顺、肌肉瘦削、二便失禁等。失神的主要临床症状如下：

- 失神者目光滞涩，凝视一处：表示患者神志异常或者内心有着难言的苦楚，或者患有精神疾病。

- 失神者目睛上视：是一种脑神经症状，多见于发热，为惊厥的先兆。

- 失神者怒目圆睁：声高气粗，表示患者肝胆郁热、肝阳上亢，或有甲亢、高血压病等。

- 失神者眼珠转动不停，不断地改变视线：表示此人心绪烦乱、精神紧张、心情焦躁。

- 失神者目不转睛，肌肉僵硬：患者凝视一点，同时面部肌肉僵硬如假面具，表情呆滞，多患有精神分裂症。

- 失神者目光畏怯，不敢正视对方：表示患者精神紧张、心怕胆怯。

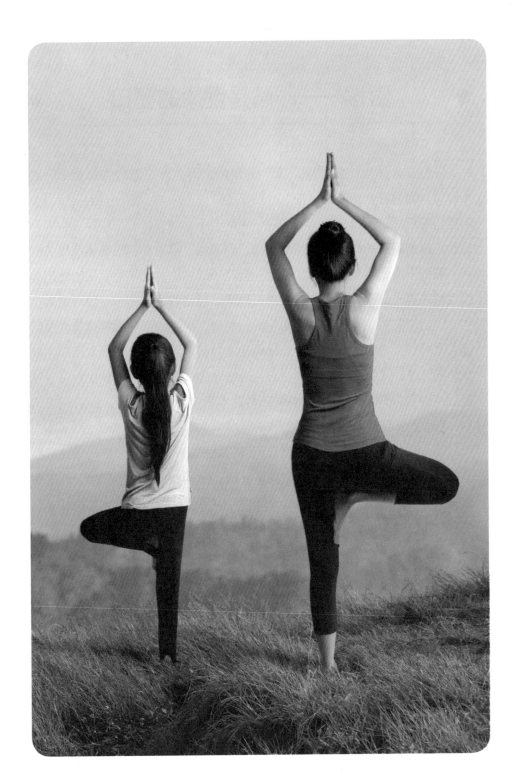

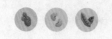

眼诊——眼睛是健康的窗口

肝脏在人体里担任"国防部"的角色，所有外来的敌人都要由肝脏来对付。因为肝主惊吓的"惊"、愤怒的"怒"，与少阳经互为表里，少阳经热盛烧耳，所以会耳鸣、晕眩，眼睛会干、刺痛、长出眼屎。也因为如此，很多眼睛的病变，包括眼睛痒、眼睛红、眼睛肿、眼睛痛、见风流泪、眼睛干涩，都和肝有关。随着社会竞争的加剧，人们对眼睛的使用强度也越来越大，发生视疲劳的人越来越多。视疲劳是指由于持续近距离视物之后出现的视蒙、眼胀、眼部干涩、灼痛、眼及眼眶酸痛等症状以及头痛、恶心、乏力等周身不适。如果你经常对着电脑或书本，过度用眼，就会消耗肝血。《黄帝内经》的"五劳所伤"中有一伤为"久视伤血"，这里的"血"指的就是肝血。中医认为，本病多为肝血不足、肝肾阴虚所为，当以养肝益肾治之。

肝火旺盛主要由生活不规律、不良情绪积郁或者烟酒过度导致。肝经循行于头、耳、胸胁，所以出现头昏头涨、两耳轰鸣、胸胁胀痛，同时中医有"肝主目"的说法，因此肝火旺盛还常常出现眼部症状，如眼红、眼干、眼部分泌物多等。

"巩膜发黄"是诊断肝脏疾病的重要依据，甲型肝炎、急性乙型肝炎几乎都会存在不同程度的"巩膜黄染"。如果出现角膜色素环，这是肝豆状核变性患者的主要特征。据统计，此病的遗传性发生率可占此病患者的90%。

眼睛发红

眼睛发红是指双眼（或一眼）白睛红赤，《黄帝内经》和《伤寒论》中均称此为"目赤"。而根据目赤的病因、病症等不同特点，分别又有"暴风客热""天行赤眼""赤痛如邪""大小眦红"等名称。

中医分型

外感风热型 外感风热而眼睛发红，主要是感受风热之邪而发，一般多发生于风盛季节。多表现为白睛暴赤、热泪如汤、羞明隐涩、兼见恶寒发热、头痛鼻塞、舌苔薄白，脉浮浅且跳动急速。

天行时邪型 天行时邪而眼睛发红，主要是因感受时气之毒而发，多偏于热盛。发病时传染性强，往往会广泛流行。主要症状为白睛红赤灼热，眵多黏结，怕光羞明，眼涩难睁。或先患一眼而累及两眼，或两眼齐发，传染性很强。

护理措施

短暂的休息可让眼睛放松，最好的方法是离开座位，找一些远距离的目标来看，每次大约维持10秒，会对护眼有较大的帮助。

保持眼部清洁：由于患急性结膜炎时眼部分泌物较多，所以不能单纯依靠药物治疗。细心护理眼部、保持清洁很重要，用生理盐水或3%的硼酸液洗眼或眼浴，再滴入眼药水，才能充分发挥其药效。

避光避热：严重的急性结膜炎病人畏光流泪，为减轻不适，要避免光和热的刺激。也不要勉强看书或看电视，出门时可戴太阳镜，避免阳光、风、尘等刺激。为了使眼部分泌物排出通畅，眼部不可包扎或戴眼罩。

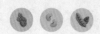
眼睛不停眨动

眼睛不停眨动是指眼睑开合失常、时时眨动，不能自主的症状。多与肝脾两脏有关，但又虚实不同。这一病状常发生在小孩子身上。

中医分型

 肝经风热

多由于风热侵袭肝经，引动内风，循经上扰所致。眼睑筋肉上下左右如风吹，频频眨动，不能自主，甚则手足搐动。或伴发热，或致风搐，舌苔薄白，舌质红，脉象细且跳动急速，甚则手足搐动。治疗时应疏风清热、平肝定搐。

肝虚血少

多由于肝血亏损，血虚生风，眼睑筋肉失于滋养所致，纯属虚证。使人双睑连眨不止，眼部涩痒，常以手揉眼，时轻时重，甚者入暮不能视物。舌淡红，脉濡细。

护理措施

肝虚血少而出现眼睛不断眨动，为血虚不能荣养筋肉、濡润目窍的虚证；肝气乘脾而出现眼睛不断眨动，乃是肝强脾弱；疳积伤脾而出现眼睛不断眨动，乃脾伤疳积。其均属因虚致实而患，诊断时必须加以区别。

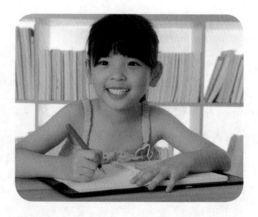

眼睑肿胀

眼睑肿胀是指上下眼睑肿胀不适。本症在《灵枢·水胀》中名为"目窠上微肿"，《金匮要略·水气病脉证并治》中称为"目窠上微拥"。而《证治准绳》中则称"肿胀如杯""脾虚如球"，前者为外障实邪，后者乃气虚所致，后世医家多从其说。

中医分型

肺脾积热型

多因热邪入里，或饮食失节，以致肺脾积热，壅热上攻，燥火客邪，血分热盛，热积胞睑，故发而为病。表现为眼睛赤痛，热泪时出，怕光羞明。继而眼睑肿胀，红肿如桃，疼痛拒按，痛引头额，或伴恶寒发热。舌红，脉跳急速。

脾虚湿滞型

多因脾胃气虚，中气不足，运化失司，水湿停于胞睑所致。因虚而浮肿，故按之不痛。上眼睑浮肿，虚肿如球，患处喜按，拭之稍平，少顷复起，目不赤痛，或兼目痒。脉弱，舌胖苔薄白。

护理措施

①用中指、无名指分别从上下眼睑内侧一起向外拉抹，到外眼角处并拢，经太阳穴拉抹至腮部，就能缓解眼睑浮肿症状。

②眼睛疲劳后，眨一眨眼睛，然后再注视着远处的任何目标；收回目光后，不要转动自己的头部，让自己的眼球转到右眼角，然后再转到左眼角；不要抬头或是低头，要让自己的眼睛先看天花板，再看地板；把眼睛尽量睁大，然后再尽量闭紧。

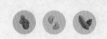

眼睛发黄

本病以眼睛发黄，并伴有尿黄、面黄、身黄为主要症状，一般先从眼黄开始，逐渐遍及全身。这一症状在《黄帝内经》中被称为"黄疸"，以后历代医籍中有"黄瘅""谷疸""酒疸""女劳疸""阳黄""阴黄"等名称。

中医分型

体内瘀血

通常是由于肝郁气滞，日久成瘀；或因湿热黄疸迁延不愈，湿郁气机不利，瘀积肝胆，胆汁疏泄失职所致。使人眼睛发黄，然后身体发黄，其色晦暗，面色青紫或黧黑；或胁下有肿块，疼痛不适；或有低热；或大便漆黑，脉象弦涩或细涩。

脾虚血亏

这是由于劳倦内伤或久病，使脾胃虚弱，气血亏损，肝失所养，疏泄失职，胆汁外溢所致。使人眼睛发黄，肌肤发黄无光泽，神疲乏力，心悸失眠，头晕，爪甲不荣，舌质淡，脉象濡细。

护理措施

对于湿热而引起的眼睛发黄，应区别治疗：热重于湿者，治疗时应清热利湿，佐以通便，药方选用栀子大黄汤；湿重于热者，治疗时应利湿化浊，佐以清热，药方应选茵陈五苓散；湿热并重者，治疗时应清利湿热，佐以解毒化浊，药方可选用茵陈蒿汤。

上眼睑下垂

上眼睑下垂，指眼皮下垂，难以抬举，影响眼睛看东西。轻者半掩瞳仁，重者黑睛全遮，垂闭难张。上眼睑下垂一般分为先天与后天两种。

中医分型

 气滞血瘀 此种患者有明显眼部或头额部外伤史。使人上眼睑下垂，主要是眼部或头额部遭受外伤，瘀血阻滞经络，胞睑纵而不收；或筋脉已断，气滞血瘀，胞睑无力提举。

 风邪侵入络脉 因外感风邪，入里中络，筋脉受损所致。风善行而速变，故发病急速，临床常见忽然上眼睑下垂，风盛则痒，上冲头目，则头痛目胀。舌红，脉象浮浅且跳动急速。

护理措施

①先天性上眼睑下垂以手术治疗为主。如果上眼睑遮盖瞳孔，特别是小儿患者，为避免弱视，应尽早手术，一般于3岁左右进行。

②后天性上眼睑下垂需先进行原发病治疗和药物控制，无效时再考虑手术。

③术后尽量减少头部活动，保护手术眼，不要碰撞和揉压，以免损伤角膜；术后1周内少看报纸、电视，防止眼疲劳；在眼睑未完全愈合前，减少外出或戴保护镜外出，以减少灰尘及异物对角膜的损伤；注意眼部卫生，术后遵医嘱正确使用滴眼液。3周内避免过度活动，如弯腰拾物及跑步、打球等剧烈运动。

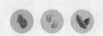

迎风流泪

迎风流泪是指泪液无节制，溢出眼外，遇风或寒更为严重。《素问·解精微论》有"风见则泣下"的记述，《证治准绳·七窍门》将其归纳为"迎风冷泪""迎风热泪""无时冷泪""无时热泪"四类。

中医分型

 肝肾两亏型

初起泪止如无病症，久则冷泪长流。伴有眼目昏眩、瞻视不明、耳鸣耳聋、失眠遗精、腰腿酸软，舌苔白，脉细弱。多由房事不节，精血衰少，或者悲伤哭泣，伤阴耗液，致使肝肾两亏，阴损及阳，而使泪液不能节制。

 阴虚火旺型

白天常流热泪，晚上则干涩，伴有头晕目暗，舌苔薄白或薄黄、质红，脉细且跳动急速。体内阴虚火旺引起的眼睛流泪，多是由肝肾阴虚，水火不济，虚火上炎所致。

护理措施

首先，要注意个人卫生，不要随便用脏手揉眼睛。脸盆、毛巾要个人专用。避免传染沙眼、结膜炎等。一旦得了沙眼或结膜炎，要及时点眼药水并坚持用一段时间。一般轻度的流泪，经过上述处理即会好转。如仍无好转，可到医院眼科进行泪道冲洗，方法是：通过局部表面麻醉后，用泪道冲洗针头将生理盐水通过泪小管打进泪道。如果鼻腔里没有水，而且还从泪小管反流出来，有时还有脓水流出来，说明泪道有阻塞或患有慢性泪囊炎。

白内障

白内障是指瞳神内黄精混浊，逐渐发展成翳障，影响视力，甚至失明的症状。因其从内而蔽，所以叫作内障。《目经大成》中说："此症盖目无病失明，金井之中，有翳障于神水之上，曰内障。"此疾多见于老年人，也有因胎患或外伤震击而导致。

中医分型

脾虚型

视物模糊，不能久视，视久则酸痛，渐致失明。兼见面色白、肢体倦怠、气怯懒言、食少纳呆，舌淡，脉虚细。脾虚而出现白内障，多因饥饱劳倦，饮食不节，损伤脾胃，脾虚气弱，升降失司，清明不能充养瞳神所致。

阴气亏损型

视觉昏花，常见空中黑花缭乱，继则视歧，睹物成二体，瞳神气色呈淡白或淡黄，逐渐转为全白而失明。阴气亏损而出现的白内障，多因年老体弱，或房劳过度，阴精耗损，不能充养目窍所致。

护理措施

①白内障患者外出时要佩戴太阳镜，因为太阳光中的紫外线是引发白内障的重要原因，特别是夏天或去海边等地方，受紫外线的伤害会更大。

②注意精神调摄，遇事泰然处之，心胸应宽广，保持情绪舒畅，要制怒，培养养花、养鸟、养鱼等兴趣来陶冶情操。多与年轻人交谈，能分散对不愉快事物的注意力，激起旺盛的生活热情，起到阻止和延缓病情进展的作用。

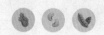

耳诊——耳朵是人体的缩影

肾开窍于耳，耳朵好的人能长寿。耳朵大，意味着肾气旺，先天禀赋好；耳垂长，意味着头脑健康。当然，这并不是说耳朵小的人就一定不健康、不聪明。但刺激耳朵上的穴位，多拉扯耳垂、按摩耳轮，绝对有利于耳朵的气血循环。耳窝是耳朵的中心区，五脏六腑对应的耳穴都在耳窝里，对耳窝里的各点进行刺激能调和五脏。

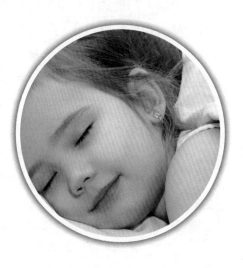

耳垂一带是耳朵的头面区，这一区域的耳穴与人的头脑、面颊关系密切，经常按揉耳垂可以美容养颜、醒神健脑。

具体做法

- 将食指和中指并拢，塞入耳腔，拇指放在耳垂后面，3 个指头尽量将头面区全部捏住，进行揉动。
- 食指和中指不动，拇指做搓揉动作，先顺时针揉 50 次，再逆时针揉 50 次。
- 揉完以后，再把耳垂往下拉一拉。揉耳垂要坚持做，效果才好。

耳鸣

耳鸣是自觉耳内有响声，或如蝉鸣，或如潮声，或如蚊叫的一种病症。耳鸣的持续发展会影响听觉，甚至导致耳聋。

中医分型

 肝火上扰型　耳鸣如闻潮声，或如雷声。郁怒后耳鸣加重，兼有耳胀耳痛；或有头痛眩晕，目红面赤，口苦咽干。耳为肝经气血所循行之要处，肝火熏蒸耳窍，阻塞耳道而引起耳鸣。

 痰火郁结型　耳鸣如蝉鸣，时有阻塞感，听音不清，头昏沉重，胸闷脘满，咳嗽痰多，口苦或淡而无味，二便不畅。痰火郁结为实证，是无形之火与有形之痰煎熬胶结贮积于肺所致。因痰火上炎，堵塞耳道而引起耳鸣。

护理措施

耳鸣患者中多存在睡眠问题。有些患者入睡困难，睡眠中途易醒，较早醒或者白天困倦。注意力无法集中和聆听困难，可导致情绪紧张和疲劳。耳鸣治疗的另外一个目标是帮助患者了解耳鸣对交流的影响，因此医生应该同患者讨论如何提高患者听力的问题。提高听力应该包括：改善由于听力下降导致的交流困难；改善由于耳鸣导致的交流困难；缓解由于交流困难所导致的紧张。具体分为以下步骤：解释听觉和听力下降；理解由于耳鸣和听力下降导致的听力交流困难；提高听力和缓解紧张的方法，包括使用助听装置、改变环境和加强交流能力。

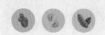

化脓性中耳炎

化脓性中耳炎是中耳黏膜的化脓性炎症，好发于儿童，也是小儿听力损失的常见病因。急性化脓性中耳炎为儿童期常见的感染性疾病，发病率高，易复发，并发症和后遗症多。耳镜检查、耳部触诊等辅助检查有助于确诊化脓性中耳炎。控制感染、通畅引流、去除病因为其治疗原则。

中医分型

急性 多见于婴幼儿，发病急，疼痛剧烈，为搏动性跳痛，听力损失严重和鼓膜病变明显，化脓期反应剧烈。感冒时后咽部、鼻部的炎症向咽鼓管蔓延，咽鼓管咽口及管腔黏膜出现充血、肿胀，纤毛运动发生障碍，致病菌乘虚侵入中耳而引起。

慢性 可由急性中耳炎转变而来，表现为耳流脓、鼓膜穿孔和耳聋。多由于中耳黏膜、鼓膜或深达骨质的慢性炎症，常与慢性乳突炎合并存在。急性中耳炎未能及时治疗，也有可能形成慢性中耳炎。

护理措施

化脓性中耳炎基本上是以药物治疗为主，平时我们应该注意预防。一旦有这类症状出现，一定要及时就医，根据自己的实际情况对症下药，不能大意。

耳内流血

耳内流血，即耳窍出血。《冯氏锦囊秘录》中说："耳中出血，少阴火动所致。"李东垣说："耳中无故出血，名曰耳衄。乃肝肾相火上逆，迫血而衄。"由此可见，耳衄有虚实之分。耳出血常发生于耳鼓膜穿孔或颅底骨折时。

中医分型

肝火上逆型

耳内突然流血、量较多，耳部疼痛，心烦易怒，或胸胁胀满，口苦，目赤，小便实，脉弦且有力，舌质红。多因七情过激，肝失条达，气郁化火，循经上扰耳窍，迫血妄行，致血从耳中流出。

阴虚火旺型

耳中有血缓缓流出、时作时止、量不多，头晕目眩，心悸耳鸣，腰膝酸软，神疲乏力，脉细且跳动迅速，舌质红。多是由于肾阴不足、水不济火，相火上炎，迫血妄行所致。呈慢性发作，时作时止。

护理措施

①伤者如果意识清楚，可让他侧卧，头偏向出血侧，让血水流出。

②不要随便往耳朵里滴药或冲洗外耳道，以免不慎将细菌带入中耳，引起中耳炎。在医生未诊治前，如外耳道口处有泥土或异物，可用70%酒精棉球擦去泥土，并小心地用干净镊子取出异物。经医生确诊为鼓膜破裂后，每天需用牙签卷上少量脱脂棉，再蘸70%酒精轻轻擦拭外耳道1～2次，然后用消毒棉球轻轻堵住外耳道口，防止灰尘进入。

鼻诊——肺气通于鼻，鼻为"肺之窍"

　　肺开窍于鼻，肺和鼻能知香。鼻是气体出入的通道，与肺直接相连，所以称鼻为"肺之窍"。鼻的通气和嗅觉作用，必须依赖于肺气的作用，肺气和畅、呼吸调匀，嗅觉才能正常，所以说"肺气通于鼻，肺和鼻能知香臭矣"（《灵枢·脉度篇》）。

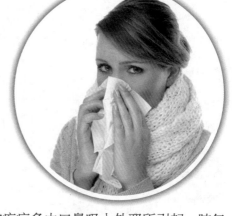

　　鼻为肺窍，因此鼻又成为邪气侵袭肺脏的道路。在病理上，肺部的疾病多由口鼻吸入外邪所引起。肺气正常，则鼻窍通利，嗅觉灵敏；若肺有病，则可出现鼻塞、流涕、嗅觉异常，甚则鼻翼扇动、呼吸困难等症。故临床上，可把鼻的异常表现作为推断肺病变的依据之一。在治疗上，鼻塞流涕、嗅觉失常等症状多用辛散宣肺之法，如针刺耳部肺穴可治鼻息肉、慢性鼻炎等疾病，就是根据"肺开窍于鼻"这一理论做指导的。

　　鼻是气体出入的门户，并有主嗅觉、助发音的作用。它与肺有着密切的关系。鼻在上，下连咽喉，直贯于肺，为气体出入之通道，能助肺行呼吸，故为肺之外窍。鼻与肺的主要生理功能是司呼吸、主嗅觉、助发音，共同构成肺系。肺系功能正常时，肺气宣扬，肺鼻互利，则鼻窍通利，能知香臭；若肺气失常，不能宣发肃降，气为之上逆，则鼻为之不利，鼻窍壅塞，气不通畅，嗅觉失灵而为之病。换言之，多种鼻病往往与肺脏病变有关，如风寒犯肺，引起肺气失宣，肺气清肃而为病，症见鼻塞、流清涕。

流鼻涕

流鼻涕是指从鼻孔内流出分泌物。根据流出鼻涕的性质，可分为"清涕""白黏涕""黏脓涕""黄脓涕""脓血涕""臭涕"等多种。

中医分型

风寒型　鼻涕清稀而多，鼻塞，喷嚏频作，咳嗽不断，伴发热恶寒、头痛、咳嗽、无汗，舌质淡、苔薄白，脉浮紧。风寒流鼻涕多是由外感风寒引起。

风热型　鼻涕色黄质稠量多，甚则鼻孔周围红肿疼痛，鼻塞，兼见头痛、发热、恶风、咳嗽、汗出，舌红苔白。风热流鼻涕多是由外感风热所致。

护理措施

预防流鼻涕必须先预防感冒。感冒是生活中的一种常见病、多发病，但通过合理的措施，是完全可以预防的。

①热水泡脚。每晚用较热的水（温度以热到刚好能忍受为止）泡脚15分钟，要注意泡脚时水量要没过脚面，泡后双脚要发红，才可预防感冒。

②盐水漱口。每日早晚、餐后用淡盐水漱口，以清除口腔病菌。在流感流行的时候更应注意盐水漱口，此时仰头含漱使盐水充分冲洗咽部，效果更佳。

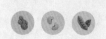
流鼻血

　　流鼻血是临床常见症状之一，可能由鼻部疾病引起，也可能由全身疾病所致。鼻出血的原因有很多，总体可分为以下几种：饮酒、嗜辛辣食物引起的鼻子流血；情志因素引起的鼻子流血；脾虚、肾虚引起的鼻子流血；阴竭阳脱引起的鼻子流血。

中医分型

 风热壅肺型

发热，汗出，口渴，咽痛，咳嗽痰少，鼻干燥疼痛，出血鲜红，量不多，脉浮数，舌苔薄白而干。风热壅肺引起的鼻子流血，多为风热郁于肌表，上扰鼻窍所致。

 胃火炽盛型

症见鼻干燥疼痛，出血量多，色鲜红，心烦，口渴欲饮，口臭，消瘦善饥，大便秘结，小便黄，舌红苔黄，脉洪大且跳动急速。多是由于嗜酒或过食辛辣厚味之物，胃火内炽，上扰迫血而出。

护理措施

　　禁食辛辣刺激的食物，戒除烟酒，以免滋生火热。天气干燥时可预防性地往鼻腔里滴入油剂滴鼻液。去除挖鼻的习惯，避免鼻部损伤。有全身性疾病的患者要积极治疗，以免鼻出血的发生。调节情志。

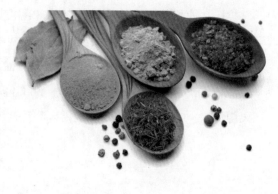

鼻塞

鼻塞是耳鼻咽喉科的常见症状之一，最常见的原因包括鼻炎、鼻中隔偏曲、鼻息肉、鼻窦炎等多种。在中医中，鼻为肺之窍，肺气通于鼻。鼻与人体经络有着密切关系：足阳明胃经循于鼻，手阳明大肠经上挟鼻孔，手太阳小肠经也循走鼻部。当人身体健康时，鼻部血运丰富，皮色红润，呈高而直的隆起状；而当人体生病时，鼻部的色泽和形态就会发生改变。因此，观察鼻部的微小变化能自查疾病。鼻塞可以通过不同的方法进行治疗。

中医分型

急性鼻炎引起

多由感冒引起，发病快，通常在数日内达到高峰，一周左右则自行消退，常伴有发热、头昏等全身症状。感冒时鼻腔黏膜受炎症刺激，出现肿胀并有炎症渗出，造成鼻腔阻塞所致。

慢性鼻炎引起

多呈阵发性或者交替性，日轻夜重，常受体位影响，侧卧位时居下鼻腔鼻塞较重。慢性鼻炎导致鼻腔内充满异物，从而导致鼻子难以通气。

护理措施

①可以用生理盐水喷鼻或滴鼻。

②如果是过敏性体质，或者患有过敏性鼻炎，需要做到勤换被品，因为床单被罩上的灰尘较多，里面充满尘螨，容易导致鼻过敏，进而导致鼻塞。

脾气通于口，口唇为"脾之官"

口唇是脾经的一面镜子。中医理论认为"脾开窍于口，其华在唇"，意思是脾主肌肉，唇为肌肉组织，口唇的色泽与脾的运化有密切联系。因此，健脾是防止嘴唇干裂的关键。"脾开窍于口"，如果一个人的脾出现问题，就会表现在口唇上，同理，口唇上有异常症状了，就是脾出现问题的信号。我们

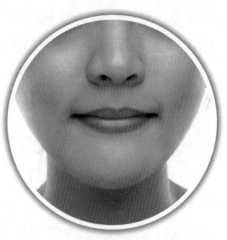

说"脾主运化"，如果脾运化正常，那吃东西就香，食欲就好，这样的人一般气血充足。我们看到有些人长得特别结实，不胖不瘦，给人感觉特别健康，这是脾功能正常。若脾运行失常，湿毒积滞在脾胃里，那吃东西没味了，渐渐厌食，会变得消瘦；有的人吃东西有味，可吃多不消化，久而久之就肥胖了。所以说，太胖或太瘦都是脾湿之毒惹的祸。

《素问·五脏生成篇》记载："脾之合肉也，其荣唇也。"就是说，脾是气血生化的源头，如果脾这个源头出问题了，不生化气血，那口唇的色泽就会发白、发干，有的人嘴唇爱干裂、发白、起皮，这时就需要"关照"一下脾了。"涎"为脾之液，也就是"口水"。出现流口水，我们不能说一定是脾毒积滞。常见的小孩流口水就是生理现象，一般来说，2岁以前流口水家长可以不必担心，那时候孩子牙没有长全，等长全了就会改善。但也不能排除病态现象，像口腔炎、舌炎、牙龈炎都有可能流口水。需要注意的是，如果孩子2岁多了还在莫名流口水，家长就要注意孩子是不是出现异常了，如脑瘫、先天性痴呆等疾病会有流口水的症状。

嘴唇青紫

嘴唇青紫是指口唇出现青深紫色或青淡紫色。《金匮要略》中载有"唇口青"一症，并视之为危候，是内脏阴阳气血衰弱的外在表现，需特别注意。

中医分型

 脾阳虚弱型　口唇青紫，其症状为纳少便溏、食后腹胀、手足不温，舌淡苔白，脉沉弱。此病位在脾，脾之华在唇，脾阳不振，清阳不能上荣于唇，久之可见唇青紫。

 痰浊阻肺型　口唇青紫，伴咳喘痰鸣，甚则张口抬肩，不能平卧，痰浊稠黄，或痰自清稀，脉滑且跳动迅速，舌苔黄腻或白滑厚腻。此病为实证，是由于宿有咳喘痰疾，肺气不得肃降，津聚生痰，痰浊蓄留于肺，肺气阻塞，百脉不得朝布，所以嘴唇青紫。

护理措施

①有明确的原发病时，应进行针对性治疗；无明确的病因时，应对症治疗，改善机体缺氧状态。

②呼吸困难伴嘴唇发紫时宜取半卧位，可使膈肌下降，有利于呼吸，同时血液滞留在下肢，减少回心血量，减轻肺瘀血。

③生活中尽可能避免摄入含亚硝酸盐的食物；建议戒烟。

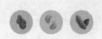

嘴唇燥裂

嘴唇燥裂是指口唇出现裂隙或裂沟，古称"唇裂肿""唇燥裂"。中医认为，这是由脾胃热盛或阴虚火旺引起的，现代医学则认为是维生素B_2缺乏的现象。

中医分型

 脾胃热盛型

口唇红肿有裂沟，伴有大渴引饮，多食易饥，口臭，大便秘结，脉洪大或滑且跳动迅速、沉实，舌质红、苔黄厚。多是因为热邪入里或多食辛辣厚味所致。唇为脾之外候，足阳明胃经挟口环唇，脾胃热盛，唇失滋养，故生唇裂。

 阴虚火旺型

唇赤干裂，颧红，潮热盗汗，虚烦不眠，小便黄，大便秘结，舌质红、苔少，脉象细数。多是由于急性热病耗伤阴液，或五志过极，化火伤阴，导致阴虚火旺，火炎灼口，出现唇裂。

护理措施

①洗完脸之后，涂上一层较厚的膏状油脂，保护唇部肌肤。但一定要看清楚唇油所含的成分，千万不能含有苯酚，否则会适得其反。

②用湿毛巾或非常柔软的牙刷慢慢除去死皮，选一种深层滋润的凡士林或橄榄油涂沫，可改善唇部肌肤干燥、脱皮的现象。

③使用含有维生素E等抗氧化成分以及芦荟、薄荷等具保湿、消炎功能的天然原料制成的滋润唇膏，能更好地留住双唇水分，滋润唇部肌肤。

唇颤动

唇颤动又称"唇瞤""唇风"，俗称"驴嘴风"，可发生于上下唇，以下唇颤动较常见，好发于秋冬季节。《灵枢·五阅五使篇》中说"口唇者，脾之官也"，唇属足太阴脾经，脾虚血燥生风，故可出现口唇抖动。

中医分型

胃火挟风

引起嘴唇发痒，皮肤发红，局部有灼热感，继则出现嘴唇颤动，大便秘结，舌苔黄燥，脉象弦滑。胃火可由外感风寒或风热失解，入里化热，热传阳明而来；亦可因素嗜辛辣厚味，胃腑蕴热而致，足阳明胃经环唇，胃经实火循经上传，与外风相合，风火相煽，故嘴唇颤动。

脾虚血燥

引起下唇发痒，色红且肿，继而口唇干裂，痛如火烧，又似无皮之状，嘴唇颤动，大便干燥，舌质红少苔，脉象细且跳动迅速。血燥可因感受秋季燥邪，或误服苦寒、温燥之品，耗伤阴血化燥所致。

护理措施

①口唇震颤的治疗和护理需要根据患者具体情况决定。嘴唇颤抖多由于精神紧张、疲劳、睡眠不足等导致神经功能传导失常，部分患者考虑是神经缺血和神经痉挛问题。

②在饮食方面，轻症患者要以低脂、低盐的饮食为主，保持心情舒畅，多运动；重症患者则需要就医，进行针对性的神经修复治疗，确诊后通过用药处理，缓解嘴唇颤抖的症状。

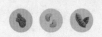

咽喉肿痛

咽喉肿痛是口咽和喉咽部病变的主要症状，以咽喉部红肿疼痛、吞咽不适为特征。咽喉肿痛见于西医学的急性扁桃体炎、急性咽炎和单纯性喉炎、扁桃体周围脓肿等，也是口干舌燥、感冒生病的象征。

中医分型

咽喉红肿，灼热疼痛，有咽喉堵塞感，且颔下结核疼痛，伴高热，口渴欲饮，咳嗽痰黄，口臭，舌红，苔黄，脉洪大且跳动迅速。多由嗜食辛辣炙煿，肺胃蕴热，循经上扰咽喉，气血壅滞而致。

咽喉肿胀、疼痛剧烈，说话、吞咽困难，颔下结核疼痛，伴有发热、头痛，脉跳迅速，苔黄，舌红。由于脾胃积热化火，上扰咽喉，蒸灼肌肤，血肉壅腐而致。

护理措施

①多喝水：水能润喉，咽喉肿痛者应该多喝。而且最好是喝温水，冷水很可能会刺激喉咙，使喉炎更严重。

②喝蜂蜜茶：将茶叶用小纱布袋装好，置于杯中，然后沸水冲泡，放温后加入适量蜂蜜，搅匀，每隔半小时，用此茶水漱口并咽下，见效后连用3日。

③喝中药护嗓茶：取生甘草、麦冬、桔梗、玄参、五味子各3克，然后混匀，开水冲泡即可。此茶外有舒解之功，清热之用，利咽润喉，止痛消炎。

流口水

本病在《黄帝内经》中叫"涎下"，在《伤寒论》《金匮要略》中叫"口吐涎"。小儿口中流涎则又名"滞颐"，如《诸病源候论》说："滞颐之病，是小儿多涎唾，流出渍于颐下，此由脾冷液多故也。"

中医分型

脾虚不敛型

口中流涎淋漓，纳呆食少，神怯面白，或腹胀时满，或便溏泄泻，舌淡苔薄，脉弱。因脾胃素虚或伤于饮冷，或虫积为患，耗伤脾胃，致脾气虚寒，气虚不能摄精所致。

脾胃热蒸型

口中流涎，口舌疼痛或糜烂溃疡，口干且苦，便秘尿赤，心烦食减，舌尖红赤或起芒刺，舌苔黄或黄腻，脉象滑且跳动迅速。多因素有蕴热或恣食膏腴，致使脾伏火上蒸或心胃火盛，上迫廉泉，津液外溢所致。

护理措施

①宝宝一旦有口水流出，应马上用质地柔软、吸水性强的毛巾擦拭掉。由于宝宝的皮肤比较嫩，擦的时候要小心，最好是"沾"。

②宝宝的口水流到的地方，适当涂上润肤霜或油脂类的东西，以保护宝宝娇嫩的皮肤。宝宝弄湿的衣服、枕头、被褥要经常换，防止细菌滋长。

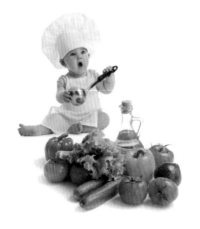

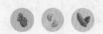

舌诊——舌头是健康的一面镜子

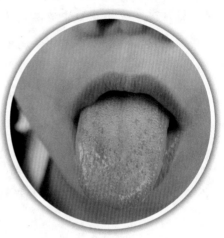

　　舌头是人体重要的器官之一，我们在不舒服的时候，医生总会看一下我们舌头的颜色，以此来判断健康状况。

　　舌能辨五味，又是发音的重要器官，它的功能与心有密切关系。中医认为"舌为心之苗"，即舌是心的外在表现，心的虚实和病变常可从舌质上反映出来。中医诊断常常会看舌，因为舌面无表皮覆盖，血管又极其丰富，从舌头的色泽可以看出气血的运行并判断心脏的生理功能。心的功能正常，则舌体红润、柔软灵敏、语言流利；心的阳气不足，则舌体淡白胖嫩；心的阴血不足，则舌体红绛瘦瘪；心火上炎，则舌尖红，甚至糜烂；心血瘀阻，则舌体紫暗或有瘀斑；心神失常，则舌体强硬、语言障碍等。此外，中医认为舌面分为四个区域，与五脏六腑相对应：舌尖区属心、肺，舌中部属脾、胃，舌根区属肾，舌的两边属肝、胆，所以舌面具体部位的病变也可从其他脏腑上考虑病因。总而言之，舌就是反映五脏六腑状况的一面镜子。

　　如果您是心脏病高危人群，不妨在照镜子的时候张开嘴，伸出舌头，瞧一瞧舌头。舌苔和舌体的变化所反映的生理意义及病理意义各有侧重。一般认为，舌体的色、形、质主要反映脏腑气血津液情况；舌苔的色、质变化主要与所感邪气和病症的性质有关。在临床诊病时，不仅要分别详察舌体、舌苔的基本变化及其主病，还必须注意舌体与舌苔之间的相互关系，将二者结合起来考察病情。

舌头开裂

唐朝孙思邈称舌头开裂为"舌破"，如《千金方·心脏脉论》中说："脏实……肉热口开舌破。"从临床观察来看，舌裂一般都主热证。舌裂在口腔科被称为"裂纹舌"，它的特征是在舌背上形成深沟，沟的排列方向有的像叶脉，有的像脑纹，于是有"叶脉舌"与"脑纹舌"之称。

中医分型

阴虚液涸型

舌头出现裂纹，无苔，舌体红绛少津，口干，消瘦，五心烦热，或见出血、发斑，脉细且跳动迅速。常见于温热病后期，因邪热久羁，热毒燔盛，灼烁津液，阴液大伤所致。

阳明实热型

舌头出现裂纹，苔黄糙，身热出汗，恶热烦躁，口渴引饮，大便秘结，腹满坚硬拒按，脉洪大且跳动迅速或沉实。常见于外感热病过程中邪热炽盛的高峰阶段，邪热内传阳明，搏结于胃肠，化燥成实，消烁津液，而致舌裂。

护理措施

注意口腔卫生，预防继发感染。要少食多餐，吃半流质食物。每次进食后，用盐开水、生理盐水或药物漱口液漱口，防止食物残渣加重继发感染。平日生活起居要有规律，坚持体育锻炼，保持大便通畅。保持心情愉快、睡眠充足，避免过度疲劳。妇女经期以及前后注意多休息。

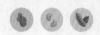

舌头发红

舌头发红是指舌头颜色比正常的淡红更深，呈鲜红或深红色。《伤寒舌鉴》曰："夫红舌者，伏热内蓄于心胃，自里而达于表也。"意思就是舌头发红是因为体内有热。根据病理不同，舌尖红一般为心火上炎，舌边红一般为肝胆郁热。

中医分型

 阳盛实热型

舌质红绛，色泽鲜明，发热，心烦躁扰，甚则出现神昏谵语、斑疹隐隐、口渴饮冷，脉洪大且跳动迅速有力。多由邪热互侵所致——营热蒸腾，热灼营阴。舌质由红转绛，表明热势严重。

阴亏虚热型

舌质红绛，色泽晦暗，潮热面赤，心悸盗汗，五心烦热，神倦，脉细且跳动迅速。此病因为邪热久稽，灼烁阴液；或某些慢性疾病久延失治，阴亏液耗；或阴液受损，虚火上炎。

护理措施

舌头发红一般是由于体内有火气，这时可多吃一些新鲜蔬菜、水果及清胃泻火的食物，少食辛辣等刺激性食物。

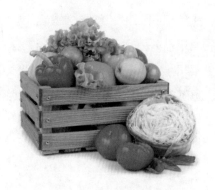

舌苔白色

舌上苔呈白色，称为"舌苔白"。《辨舌指南·白苔类诊法》中说："舌地淡红，舌苔微白……干湿得中，不滑不燥，斯为无病之苔……"即正常人舌质淡红，舌苔微白，与病理性白苔不同，应注意区分。

中医分型

风寒侵入皮表

引起舌苔白，主要表现为恶寒或恶风，头项强痛、发热，无汗，身痛，脉浮紧。风寒之邪外袭肌表，由皮毛而入，邪犯太阳膀胱经，寒为阴邪，易伤阳气，所以《辨舌指南》中称："舌无苔而润，或微白薄者，风寒也，外证必恶寒、发热。"

寒湿侵袭皮表

引起舌苔白滑，恶寒发热，无汗，头痛头重，腰脊重痛，肢体酸楚疼痛，或一身尽痛，不能转侧，脉紧。这是由于冒寒晓行，或远行汗出，淋受凉雨，寒湿外受，邪客肌表所致。

护理措施

风寒侵入皮表之人治疗时应辛温解表，药方选麻黄汤；寒湿侵袭皮表之人治疗时应疏风散湿，药方用羌活胜湿汤。

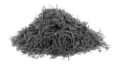
— 麻黄 —

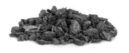
— 羌活 —

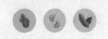

舌苔黄色

舌上苔呈黄色，称为"舌苔黄"，或称"舌胎黄""黄胎"。早在《黄帝内经》中已有"舌上黄"的记载。临证诊察黄苔，应分清苔质的厚、薄、润、燥、腐、腻等情况。

中医分型

 胃热炽盛

引起舌苔黄，身大热，但恶热不恶寒，汗大出，面赤心烦，渴饮不止，脉洪大。此症因伤于寒邪，化热入里，或温病邪热入于气分，致阳明胃热炽盛所致。

 胃肠实热

引起舌苔深黄，厚而干燥，甚或老黄焦裂起芒刺，面赤身热，日晡潮热，口渴，汗出连绵，大便秘结，腹满疼痛，烦躁，谵语，甚则神志不清，脉沉有力或滑实。这是由于阳明在经之热邪未解，传入胃腑，与肠中燥屎相搏，结于胃肠，故见舌苔深黄，厚而干燥，甚或老黄焦裂、起芒刺。

护理措施

①应注意环境温湿度适宜。舌苔黄提示体内的热气与湿气较重，避免长时间处于温热潮湿的环境中，有助于缓解该症状。

②舌苔发黄应注意饮食调理，应清淡饮食，多饮水，可多吃具有滋阴、清热功效的食物，如白萝卜、冬瓜、绿豆等，还可选择化痰清热类食物，如薏米、芡实、陈皮等，有助于缓解症状。避免吃辛辣、刺激、生冷的食物，如酒、火锅、冷饮等，以免加重症状。

舌苔灰黑色

舌苔灰黑，一般说明病情较重，但要根据舌面润燥程度及全身症状进行辨别。苔色呈浅黑时即为灰，苔色呈深灰时即渐黑，苔灰主病略轻，苔黑主病较重。从病情的发展而言，两者是密切相关的。

中医分型

脾阳虚衰型 舌苔灰黑而薄润，面色萎黄，饮食少思，腹中冷痛，腹满，口不渴，喜热饮，大便稀溏或泄泻，完谷不化，四肢不温，脉沉迟。多由脾气久虚，气损及阳，或寒邪直中，或因误治，或因贪食生冷，损伤脾阳，中阳不振，阴寒内盛所致。

痰饮内阻型 舌苔灰黑水滑，或灰黑而腻，头昏目眩，胸腹胀满，脘部有振水音，肠鸣便溏，脉弦滑。由脾阳不振，津液不能正常输布和运行，遂聚而生湿，停而为饮，凝而为痰。

护理措施

①适当吃清淡、易消化的食物，注意饮食多样化，多吃富含维生素的蔬菜和水果，如菠菜、胡萝卜和苹果。尽量避免吃辣椒等刺激性的食物，更不要喝酒。

②加强体育锻炼，促进体内的血液循环，有助于病症的改善。

③如果与肠胃功能紊乱有关，则需要配合医生使用益生菌等药物进行治疗。

④注意休息，不要熬夜。

舌苔溃烂

　　舌苔溃烂是指舌苔如豆腐渣，苔质疏松而厚，揩之即去，但旋即又生。舌苔溃烂与舌腻有别，舌腻多在舌的中根部较厚，舌边与舌尖部较薄，颗粒细小致密，紧贴舌面，不易刮脱。舌苔溃烂是口腔溃疡的一种。

中医分型

 胃热痰浊型 舌苔出现溃烂且质地疏松并浮于舌面，形如豆腐渣而厚腐，伴见恶心口苦，或咳吐黄痰，或脘闷纳差，脉弦滑而数。由胃失和降，胃浊上泛所致，胃中水谷不能化为精微，反生浊痰。

 宿食积滞型 舌苔溃烂，舌苔质地疏松，浮于舌面，厚腐而臭，伴腹振肠鸣，纳差便溏，脉细滑而数。多由胃失和降，胃浊上泛所致，食停气滞，阳旺身躯，邪从热化而生腐苔。

护理措施

　　①单纯的舌苔糜烂通常与体内燥热、湿气过重有关系，因此使用具有清热解毒、消炎除湿作用的药物就可以改善症状，比较常用的有甘草、白术、黄连等。

　　②如果是由地图舌引起的舌苔溃烂，可以使用浓度为2%～4%的碳酸氢钠溶液漱口，在清洗伤口的同时，还可以预防出现大面积的感染。如果是由于萎缩性舌炎造成的溃烂，需要使用氟康唑等有抗真菌作用的药物。

　　③如果是由口腔溃疡引起的舌苔溃烂，通过多补充维生素C和维生素E就可以获得改善，这两种维生素能够促进黏膜愈合，避免病损的面积扩大。由于口腔溃疡会受到情绪的影响，因此患者还要尽量放松心情，避免过度紧张和焦虑。在饮食上要尽量吃温热的食物，不要刺激病损的位置。

齿为"脏腑之门"，牙好身体才好

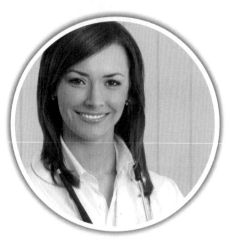

首先，齿诊丰富了中医的诊断方法，齿痛时不必从舌诊、脉诊间接确定从何脏腑论治，古时中医认为从牙齿本身就可直接确定是何脏腑的病变。其次，人体是一个有机的整体，局部的病变可以影响全身，内脏的病变可以从寸口、舌体、牙齿等各个方面反映出来，正如《丹溪心法》说："欲知其内者，当观乎外；诊于外者，斯以知其内，盖有诸内者形诸外。"因此，如果脏腑病变有齿诊之症状时，同舌诊、脉诊合参，则可司外揣内、见微知著，更为明确地确定对何脏腑进行论治。

《上古天真论》曰："女子七岁，肾气盛，齿更发长。三七，肾气平均，故真牙生而长极。丈夫八岁，肾气实，发长齿更。三八，肾气平均，筋骨劲强，故真牙生而长极。五八，肾气衰，发堕齿槁。八八，则齿发去。"《邪客篇》曰："天有列星，人有牙齿。"《五味论·帝曰》："苦走骨，多食之，令人变呕，何也？少俞曰：苦入于胃，五谷之气，皆不能胜苦，苦入下脘，三焦之道皆闭而不通，故变呕。齿者，骨之所终也，故苦入而走骨，故入而复出，知其走骨也。"《经脉篇》曰："手阳明之脉，其支者从缺盆上颈贯颊，入下齿中。足阳明之脉，下循鼻外，入上齿中，还出挟口环唇，下交承浆。"

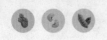

牙齿松动

牙齿松动又称牙齿动摇。手阳明之脉入下齿，足阳明之脉入上齿，齿为骨之余，寄龈以为养，所以齿动与手足阳明之脉和肾的关系密切。牙齿松动又以老年人多见。

中医分型

阳明热壅　使人出现牙齿松动，伴有牙龈红肿，或牙龈宣露，口臭，便秘，脉滑数，舌质红、苔黄白腻偏干。大多是由于饮酒过度或嗜食辛辣所致。齿龈为阳明络脉所系，若肠胃积热，上蒸于口，腐其齿龈，则齿失所固而动摇。

肾阴虚　使人出现牙齿松动，继而牙龈宣露，伴有腰酸、头晕、耳鸣、脱发，脉细数，舌体瘦薄、舌质嫩红、苔薄或少苔。此症多见于青壮年，或因房劳甚而伤肾精，或素有遗精之疾，致肾精不充，骨髓失养，则齿根动摇。

护理措施

如果经常不漱口、不刷牙，食物残渣夹于齿缝，附于齿龈，日久作热，腐蚀牙根，则齿必摇。因此，保持口腔卫生是防治牙齿松动的必要措施。

从临床治疗的结果来看，牙齿松动若在1～2度，应首先去除病因，并治疗原发疾病，牙齿松动即可好转并逐渐稳固。对于松动度较大、牙槽骨吸收多、松动已达根尖或分叉点以下3度的牙齿，以拔除为宜。

牙龈出血

牙龈出血指牙缝或牙龈渗出血液。这一症状在《黄帝内经》中属"血溢""衄血"范畴；《金匮要略》则归入"吐衄"专篇；《诸病源候论》设有"齿间血出候"；至明代《景岳全书》始有"齿衄"症名。

中医分型

 使人齿龈出血，血色淡红，兼有齿龈腐烂，但肿痛不甚，口干欲饮，脉滑数无力，舌质光红少津、苔薄且干。多是因为胃阴素虚，虚火浮动，上行于齿龈，耗灼胃络而成。

 使人齿龈出血，血色淡红，齿摇不坚，或微痛，兼有头晕、耳鸣、腰膝酸软，脉细数，舌质嫩红少苔。此证多见于肾阴素亏，或病后肾阴不足者，牙为骨之余而属肾，肾阴虚不能制火，阴火上腾，致阴血随火浮越而引起牙龈出血。

护理措施

①保持口腔卫生，早晚勤刷牙。这样不止可以使口腔更加清新，而且可以预防细菌滋生。

②多吃清胃消火的食物。针对上火导致的牙龈出血问题最简单有效的方法就是控制饮食。日常饮食一定要清淡，要多吃富含维生素的蔬菜、水果。

③到正规医院检查，排除局部口腔病变。如果经常出现牙龈出血的情况，有可能是由于口腔内的细菌病变引起的口腔疾病，这个时候一定要到正规医院去检查。

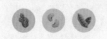

牙龈溃烂

牙龈溃烂是指牙床周围的组织破溃糜烂而疼痛。本症在《诸病源候论》中被称为"齿漏"，其后历代医书统称"牙疳"。其又分为"走马牙疳""风热牙疳""青腿牙疳"等。

中医分型

风热牙疳 初起牙龈红肿疼痛，发热较速，易损伤出血，疼痛，时流黏稠唾液，颌下有硬块，按之疼痛，间有恶心呕吐、便秘，舌质红、舌苔薄黄，脉象浮数。多因平素胃腑积热，又外感风热之邪，邪毒侵袭牙龈，伤及肌膜所致。治疗时用疏风清热解毒法，常用清胃汤。

青腿牙疳 表现为牙龈肿胀，溃烂出脓血，甚者可穿腮破唇，兼两腿疼痛，有肿块，形如云片，色似青黑茄子，肌肉顽硬，行动不便。青腿牙疳的出现与地区、生活、饮食有关，是由于时常坐卧寒冷湿地，寒湿之气滞于经脉，加以少食新鲜蔬菜，口腔上炎所致。

护理措施

①牙龈溃烂多是由口腔菌群失调引起口腔黏膜及牙龈组织的炎症，是细菌或病毒感染引起的，可出现局部红肿、溃烂的现象，考虑是牙龈炎，治疗主要以抗菌消炎、清热解毒为主，还要注意调节菌群失调。

②对于牙龈炎出现溃烂症状的，可以口服药物进行抗炎对症的治疗。可选择的药物有很多，比如可选择口服甲硝唑片，早中晚各服2粒，注意饭后半小时服用。根据情况也可配合服用牛黄解毒片和维生素C片。

牙龈萎缩

牙龈萎缩是指牙龈肉日渐萎缩。这一症状在历代医书中散见于牙龈宣露、牙齿动摇、齿衄、齿挺等病的论述中。龈萎症在临床上很少单独出现，常与牙根外露、牙齿松动、牙龈溃烂以及牙龈出血等并见。

中医分型

气血双亏　使人出现牙龈萎缩，颜色淡白，牙齿松动，伴牙龈出血、头昏目花、失眠多梦，脉沉细，舌质淡、苔薄白。此症多见于虚损之人。由于气血不足，牙龈失去濡养，兼以虚邪客于齿间而致。

肾阴亏损　使人出现牙龈萎缩溃烂，边缘微红肿，牙根外露，伴牙齿松动、头晕耳鸣、腰酸、手足心热，脉细数，舌红苔少。若过食膏粱肥甘，胃肠积热，或嗜酒食辛，热灼胃腑，均可使热邪循经上损牙龈，牙龈失荣，则龈肉萎缩而根外露。

护理措施

掌握正确的刷牙方法。推荐使用毛软、顶端圆钝的牙刷。牙膏以含氟牙膏为佳，其中含的摩擦剂应粗细合适。同时要学会正确的刷牙姿势，大多数人可采用竖刷法或短横颤动法。配合使用牙缝刷、牙线以清理牙刷难以彻底清洁的牙间隙。避免使用牙签，因为长期使用牙签剔牙容易刺激牙间隙处牙龈乳头的萎缩。

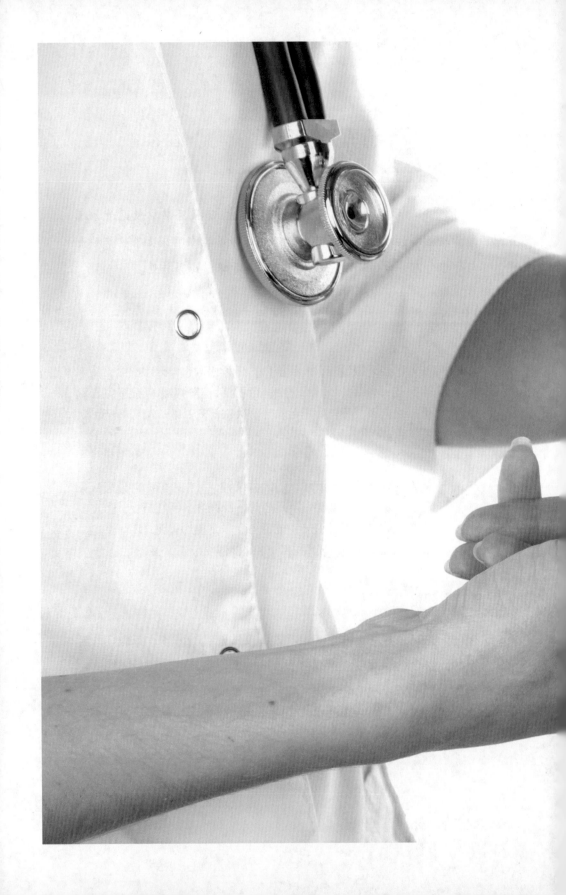

第2章

探索手掌奥秘，健康一手"掌"握

手是观察人体健康状况的一面镜子，是人体外在的一个"显示屏"。中医认为，人体组织器官的病变均可在手的某些部位上得以体现。此外，手部还有大片的病理反射区，是神经的聚集点，一只手正反面有70多个病理反射区和穴位。临床实践证明，对手部的这些穴位进行刺激可辅助调理多种病症。

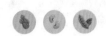
什么是手诊

手诊是运用视觉、触觉等，对手上的征象进行有目的的观察，以了解人体健康或疾病状况的一种特殊诊断方法。无论是西医的"视、触、叩、听"，还是中医的"望、闻、问、切"，其"视""望"均排第一位。

手诊诊病在我国有悠久的历史。商朝甲骨文就有掌纹辨病的记载。两千多年前的《黄帝内经》就认为人体局部与整体具有辩证统一的关系，即身体每一个局部都与全身的脏腑、经络等密切相关，因此在诊病时，通过观察五官、手掌等就可以了解人的健康状况；《灵枢》也有诊鱼际纹路之法及爪甲诊病法的记录。唐代王超《水镜图诀》就介绍过小儿指纹诊病方法。

手诊同经络诊法、腧穴诊法、时辰诊法及气质诊法一样，虽一般诊断专著未载，尚未能普及于临床，但确属医诊法学之重要内容。当代著名中医内科学专家董建华说："欲穷临床，首重于诊。诊法之中，望闻问切，至为重要。观古往今来，为名医者莫不精此四者之道。然四诊之外，又有五气六运可稽，易经八卦可演，千般诸法，精穷奥蕴。前贤双调和孙思邈叹曰：须精熟如此，乃得为大医。"

手部生理构造

手是由手骨、手肌、手的深浅筋膜、韧带以及手的血管、淋巴、神经和皮肤等组成的，即由皮、脉、肉、筋、骨组成。手的营养依靠动、静脉的血液循环。手有意识的活动受到大脑皮质和神经系统的支配。手的各个部分有机结合，共同完成手的协调动作，发挥其应有的功能。

手部的骨骼

手骨体形小、数量多，连接复杂，由腕骨、掌骨、指骨组成，共有27块。其中腕骨有8块，根据其形状的不同，分别称为舟骨、月骨、三角骨、豌豆骨、大多角骨、小多角骨、头状骨及钩骨。

手部的关节

手的关节包括桡腕关节、腕横关节、腕掌关节、掌指关节及指关节。这些关节主要进行屈、伸、收、展及环转运动。

手部的肌肉

手的固有肌肉分为内、外、中间肌群。外侧肌群形成手掌拇指侧的隆起，称为大鱼际；内侧肌群形成小指侧的隆起，称为小鱼际；中间肌群位于手掌的中间，包括蚓状肌和骨间肌。

手部的筋膜和腱鞘

手的筋膜分深、浅筋膜。手掌浅筋膜的结构特点是有许多纤维形成的小隔，连接皮肤和深筋膜；手掌深筋膜在深部覆盖掌骨和骨间肌。手背浅筋膜覆盖手背各肌腱前面，深层覆盖骨间背侧肌和掌骨背面。手的腱鞘主要分为手指屈肌的腱滑液鞘和手背伸肌的腱滑液鞘，它们起着约束肌腱，便于肌腱在鞘内滑动、减少摩擦的作用。

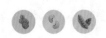

手部的皮肤

手掌皮肤除具有皮肤的一般功能外，还具有只有汗腺而无汗毛的特殊性，因此能更完整地反映自身变化状态，从而成为诊病首选的皮肤观察区域。而手背上的皮肤、纹理，由于汗腺开孔很多，使皮肤形成网眼状，并有毫毛生长，皮肤纹理的直观度变差了。另外，手背温度与体表温度相仿，掌中温度则高于体表温度0.2~0.8℃，手掌皮肤湿度是掌侧汗腺分泌的量度指标，且与人的情绪有关，这也反映出手掌内在生理机制的相关性。

手部的血液循环

手的动脉分布非常丰富，且它们构成互相交通的两个动脉弓——掌浅弓和掌深弓，此二弓具有保证血液均匀分布至手指的作用，以适应作为劳动器官——手的机能需要。掌浅弓和掌深弓又分别分出许许多多的细小分支，遍布整个手指和手掌，动脉末梢与静脉末梢吻合，手部静脉血通过桡静脉和尺静脉回流到静脉系统，保持着手部血液的正常循环。由于手部毛细血管分布极为丰富，血液循环旺盛，所以人体许多全身性的生理、病理现象都会在手部显现，并可观察出来。

手部的神经

支配手的神经主要有尺神经、桡神经和正中神经。桡神经损伤时表现为不能伸腕和伸指；前臂背面及手背面桡侧，尤其是虎口皮肤感觉异常。正中神经损伤后，主要表现为屈腕及外展弱，拇、食指不能屈曲，拇指不能对掌，鱼际萎缩，手掌平坦，称为"猿手"。此外，手指部的神经非常丰富，手掌是末梢神经的集中区，这说明手掌皮肤的敏感度要远高于其他皮肤。当我们接触并需要了解某一物体时，大部分人都会将手作为第一工具。手对冷热、软硬、干湿、涩滑的感觉比其他任何部位都更细微敏感，丰富的末梢神经活动对掌纹的生成和变化有着不可低估的作用。

手部可谓是"人的第二张脸"，是人体对外部世界接触运用最为频繁的部位，每天都要从事各种劳动，频繁接触各种各样的物质，容易遭受损害，从而导致各种各样皮肤病的发生。因此，我们要精心照料、护理自己的双手，加强手的保健。

学会手诊，能看出五脏六腑的问题

手诊是通过触摸检查手的骨骼、组织形态及观察手的形状、颜色、硬度等来判断身体健康状况的诊断方法。中医学很早就观察到体表的每一部位都是全身的缩影，都可作为反映全身信息的窗口，如面相诊病、耳相诊病、手相诊病、足相诊病等诊法。

当人们心情紧张时总会手心冒汗，这是内脏紧张的一种反映；而当烦躁不安时会无意识地揉搓手掌，这也是企图松弛内脏的自发动作。可见手与周身器官密切相通，不失为反映内脏的窗口，内脏发生的任何细小变化都逃不出手掌，脏腑一有不调和，手掌会马上发出信号。元代医家朱丹溪指出："欲知其内者，当以观乎外。诊于外者，斯以知其内，固有诸内者必形诸外。"

手通过经络和内脏相关联，与此对应，内脏的生理状态、病理变化也可以从手部表现出来。历代医家非常重视手诊，诊脉观手是中医诊断的一大特色。

心与手的关系

中医把大脑皮质的精神意识和思维活动归属于心。《素问·灵兰秘典论》曰："心者，君主之官，神明出焉。"神明即是人的思维活动的外在表现。心为五脏六腑之主，手要受心的支配。按摩手部相关穴位，可辅助调理心脏病症。

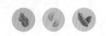

脾胃与手的关系

人的五脏六腑禀气于脾胃，脾主四肢，内有五脏六腑，外有四肢百骸，皆有赖于中气的供养，脾胃的盛衰关系着精微的输布。若脾失健运、化源不足，肌肉失养，以致肌肉消瘦，四肢倦怠无力，手软下垂不能握。而按摩手部脾胃反射区，可以强健脾胃。

肺与手的关系

肺主一身之气，气指体内的精微物质，这些营养物质均靠肺的输布布散周身，使手得以维持正常的活动。张景岳云："经脉流动，必由于气，气主于肺，故为百脉之朝会。"足之所以能步，手之所以能摄，除靠肝血的濡养、心气的推动，还要靠肺的输布才能完成。按摩手部对应穴位，能保养肺部，调理肺部病症。

肾与手的关系

肾为先天，主骨、生髓，通于脑。肾气充足，则骨质坚硬，手中强劲；反之，肾气不充，则骨质不坚，腰脊酸软，手摄无力。另外，肺主呼气，肾主纳气，若肾气不纳，喘息疲惫。因此，常按手部穴位，能保养肾脏，调理肾脏病症。

肝与手的关系

肝主筋，其华在爪。筋包括肌腱、韧带等纤维结缔组织，它的主要功能是连络骨节，主司运动。爪的营养来源与筋相同，故称"爪为筋之余"。肝之盛衰可以影响爪甲荣枯的变化。故望手、诊手对判断肝的生理病理有一定的参考价值。常按手部对应穴位，能保养肝脏，调理肝脏病症。

手部常用特效穴

少商穴

少，阴中生阳的意思；商属肺经之根。少商穴为地之天部与地之地部的连通之所，肺经体表经水的运行为漏滴般滴向肺经体内经脉，有如计时之器的漏刻般遵守其运行规律，所以称"少商"。

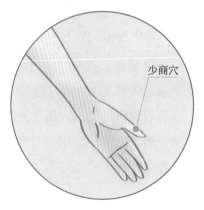

少商穴

穴位定位：少商穴位于手拇指末节桡侧，距指甲角0.1寸。

功效说明：少商穴属手太阴肺经。少商穴有清热、利咽、开窍的作用，是急救穴之一。对流行性感冒、扁桃体炎、小儿惊风、喉部急性肿胀、失眠、休克、精神分裂等症有调理作用。配商阳、中府，辅助调理发热；配中冲，可调理昏迷、发热。

穴位保健：

1.按摩：用拇指指尖用力掐揉少商，可缓解中暑、中风昏迷。

2.艾灸：用艾柱直接灸少商，每天一次，可改善神志恍惚、言语错乱。

3.刮痧：用角刮法从上向下刮拭3~5分钟，隔天一次，可调理咳嗽、咯血、咽痛、身热等。

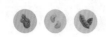
鱼际穴

鱼，比喻水中之物，阴中之阳；际，际会、会聚的意思。因为鱼际穴位于拇指后内侧，在隆起犹如鱼形的肌肉边际的凹陷处，所以名"鱼际穴"。鱼际的意思就是指穴位内的气血由阴向阳的变化。

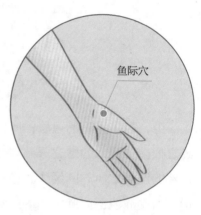

鱼际穴

穴位定位：鱼际穴位于第一掌骨中点之桡侧，赤白肉际处。

功效说明：鱼际穴属手太阴肺经。有调理肺气、清热泻火、止咳平喘、解表宣肺的作用。可辅助调理咳嗽、咯血、咽喉肿痛、失声、发热等病症。配孔最、尺泽，可调理咳嗽、咳血；配少商，可缓解咽喉肿痛。

穴位保健：

1.按摩：用拇指指尖用力掐揉鱼际，可缓解咳嗽、咽痛、身热。

2.艾灸：用艾条温和灸5~20分钟，每天一次，可缓解牙痛。

3.刮痧：用刮痧板棱角刮鱼际穴，施以旋转回环的连续动作，隔天一次，可缓解咳嗽、咯血、咽痛、眩晕、身热等。

少府穴

少，阴的意思；府，府宅的意思。此穴的意思是指本穴为心经气血的聚集之处。本穴物质是少冲穴传来的高温水湿之气，到达本穴后成为聚集之状，犹如云集府宅，所以名"少府"。

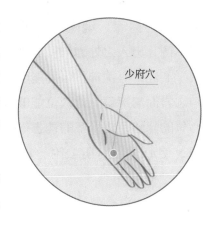

少府穴

穴位定位：少府穴位于在手掌面，第4、5掌骨之间，握拳时当小指尖处。

功效说明：少府穴属手少阴心经。有清心泻热、理气通络的作用。可辅助调理心悸，胸痛，小便不利，遗尿，阴痒痛、小指挛痛等病症。配心俞，有镇痛止痒、清心泻火的作用，可调理阴肿、阴痒；配内关、郄门，有宁神志、调心气的作用，可调理悲恐善惊、心悸、胸痛、心绞痛。

穴位保健：

1.按摩：用拇指弹拨少府，能改善失眠、健忘、手掌麻木。

2.艾灸：用艾条温和灸5~20分钟，每天一次，可缓解小便不利。

3.刮痧：用角刮法从掌根向指尖刮拭3~5分钟，隔天一次，可调理心烦、阴痛、痈疡等。

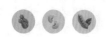

神门穴

神，神魂、魂魄、精神的意思；门，出入之处为门。此处穴位属于心经，心藏神，因此能够治疗神志方面的疾病。此穴位能够打开心气的郁结，使抑郁的神志得以舒畅，使心神能有所依附，所以名"神门穴"。

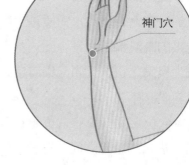

神门穴

穴位定位： 位于腕部，腕掌侧横纹尺侧端，尺侧腕屈肌腱的桡侧凹陷处。

功效说明： 神门穴属手少阴心经。有安神通络的作用。主要用于调理失眠、心痛、心烦、惊悸、怔忡、健忘、高血压、胸胁痛、头晕、目眩等症。配内关、心俞，可缓解心痛；配内关、三阳交，可改善健忘、失眠。

穴位保健：

1.按摩：用拇指弹拨神门，能改善前臂麻木、失眠、健忘。

2.艾灸：用艾条温和灸5~20分钟，每天一次，可缓解健忘、失眠、癫狂等。

3.刮痧：用角刮法从上向下刮拭3~5分钟，隔天一次，可改善失眠、怔忡、心悸等。

大陵穴

大，与小相对；陵，丘陵、土堆的意思。此穴的意思是指随心包经经水冲刷下行的脾土物质在这里堆积。本穴物质为内关穴下传的经水与脾土的混合物，到达本穴后，脾土物质堆积如山，如同丘陵一样，所以名"大陵"。

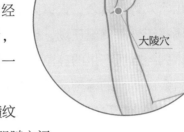

穴位定位： 大陵穴位于腕掌横纹的中点处，当掌长肌腱与桡侧腕屈肌腱之间。

功效说明： 大陵穴属手厥阴心包经。有宁心安神、和胃通络的作用。可调理心痛，心悸、胃痛、呕吐、胸胁痛、腕关节疼痛等病症。配劳宫，可缓解心绞痛、失眠；配外关、支沟，可缓解腹痛、便秘；配水沟、间使、心俞、丰隆，可缓解癫、狂、痫、惊悸。

穴位保健：

1.按摩：用拇指指尖垂直掐按大陵100~200次，每天坚持，能够缓解心绞痛。

2.艾灸：用艾条雀啄灸5~20分钟，每日一次，可缓解心绞痛。

3.刮痧：用角刮法从上向下刮拭3~5分钟，隔天一次，可缓解癫狂、呕吐、口臭等。

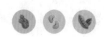

商阳穴

商，漏刻，古之计时之器，此指本穴的微观形态如漏刻滴孔；阳，阳气。此穴的意思是指大肠经经气由本穴外出体表。人体内部的温压场高于外部的温压场，因此大肠经体内经脉所产生的高温高压气态物就会由本穴的漏刻滴孔向外喷射，正是本穴气血物质的运动特征，所以名"商阳"。

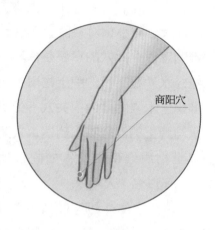

商阳穴

穴位定位： 商阳穴位于食指末节桡侧，距指甲角0.1寸。

功效说明： 商阳穴属手阳明大肠经。有清热解表、苏厥开窍的作用。可调理中风昏迷、高热不退、咽喉肿痛、腮腺炎、耳鸣、耳聋、青光眼、牙痛、肺心病心衰、癔症、肢端麻木等症。配少商、中冲、关冲，有醒脑开窍的作用，可调理中风、中暑；配合谷、少商，有清热泻火的作用，可调理咽喉肿痛、目赤肿痛；配合谷、阳谷、侠溪、厉兑、劳宫、腕骨等，有发汗泻邪热的作用，可缓解病汗不出。

穴位保健：

1.按摩：用拇指指尖用力掐揉商阳，每天坚持，能够调理中风昏迷、中暑、咽喉肿痛。

2.艾灸：用艾条温和灸5~20分钟，每日一次，可改善下牙痛、耳鸣、耳聋等病症。

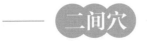

二，指此穴为本经的第二个穴位；间，间隙，因穴位在隙陷处，所以称"二间"。

穴位定位： 微握拳，在手食指本节（第2掌指关节）前，桡侧凹陷处。

功效说明： 二间穴属手阳明大肠经。有解表、清热、利咽的作用。可缓解牙痛、咽喉肿痛、目赤痛、食指关节肿痛、肩周炎等病症。配鱼际、合谷，有清热泻火的作用，可缓解咽喉肿痛、牙痛；配三间，有提神解困作用，可改善多卧喜睡；配合谷，有散目翳作用；配内庭，可改善湿疹。

穴位保健：

1.按摩：用拇指按揉二间100~200次，每天坚持，可辅助防治咽喉及眼部疾病。

2.艾灸：用艾条温和灸5~20分钟，每日一次，可改善咽喉肿痛、湿疹。

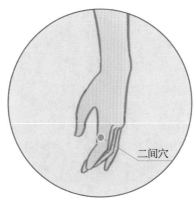

二间穴

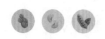

三间穴

　　"三"是一个概数，与"二"相比稍大；间，间隔、间隙的意思。因为此处的气血物质是从二间穴传来的天部清气，性温热，上行到三间后所处的天部位置比二间穴高，所以名"三间穴"。

　　穴位定位：微握拳，在手食指本节（第2掌指关节）后，桡侧凹陷处。

　　功效说明：三间穴属手阳明大肠经。有泻热止痛、利咽的作用。可辅助调理目痛、牙痛、咽喉肿痛、身热、手背及手指红肿疼痛等病症。配阳溪，有清利咽喉作用，调理喉痹咽如哽；配前谷，有清热泻火明目作用，可缓解目急痛；配攒竹，可改善目视不明。

　　穴位保健：

　　1.按摩：用拇指按揉三间100～200次，每天坚持，可辅助防治咽喉及眼部疾病。

　　2.艾灸：用艾条温和灸5～20分钟，每日一次，可缓解腹痛腹泻。

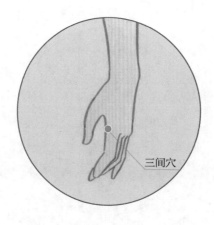

三间穴

合谷穴

合，会合；谷，山谷。该穴在拇指和食指的指尖相合时，在两指骨间有一处低陷如山谷的部位，所以名"合谷"。

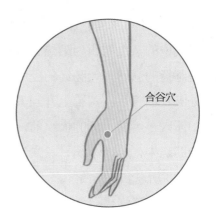

合谷穴

穴位定位： 合谷穴位于手背，第1、2掌骨间，当第2掌骨桡侧的中点处。

功效说明： 合谷穴属手阳明大肠经。有镇静止痛、通经活络、清热解表的作用。可辅助调理头面一切疾患，如外感头疼、身疼、头晕、目赤肿痛、鼻衄、下牙痛、牙关紧闭、耳聋、面肿、面瘫、面肌抽搐、咽肿失音等；经闭、滞产、胃痛、腹痛、便泌、泄泻、痢疾以及指挛臂痛，各种疼痛及精神紧张等。

配颊车、迎香，有通经活络止痛作用，可缓解牙痛、面痛、面瘫；配太冲，有镇静安神、平肝熄风作用，可缓解癫狂、头痛、眩晕、高血压；配风池、大椎，有清热凉血的作用，可缓解皮肤瘙痒、荨麻疹、疔疮、疟疾；配三阴交，有调经作用，可改善月经不调、痛经、经闭。

穴位保健：

1.按摩：用拇指指尖用力掐揉合谷100~200次，每天坚持，可缓解急性腹痛、头痛。

2.艾灸：用艾条温和灸5~20分钟，每日一次，可缓解头痛、头晕、目赤肿痛、下牙痛、面肿等。

3.刮痧：用角刮法从上而下刮拭合谷穴，力度微重，出痧为度。每日一次，可改善头晕、头痛。

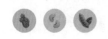

阳溪穴

阳，热、有热气的意思，指此处穴位的气血物质为阳热之气；溪是路径的意思。大肠经的经气在此处吸收热气后，蒸腾上升到天部。阳溪穴在手腕上侧的横纹前，两筋的凹陷中，形似小溪，其穴又属于阳经，所以名"阳溪"。

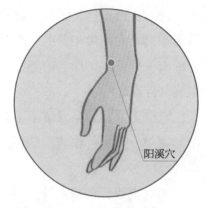

阳溪穴

穴位定位： 阳溪穴位于腕背横纹桡侧，手拇指向上翘起时，当拇短伸肌腱与拇长伸肌腱之间的凹陷中。

功效说明： 阳溪穴属手阳明大肠经。有清热散风、通利关节的作用。可辅助调理前头痛、目赤肿痛、牙痛、手腕无力等病症。配阳谷，有清热泻火、消肿止痛作用，可缓解目赤肿痛；配列缺，有通经活络作用，可缓解腕部腱鞘病；配解溪，有宁心安神作用，可缓解心悸怔忡；配合谷，可缓解头痛。

穴位保健：

1.按摩：用拇指按揉阳溪100~200次，每天坚持，能够改善咽部及口腔疾病。

2.艾灸：用艾条温和灸5~20分钟，每日一次，可改善目赤肿痛、牙痛、腰痛等疾病。

3.刮痧：用角刮法从上而下刮拭阳溪穴，力度微重，出痧为度。可缓解发热无汗、头痛、牙痛等症状。

—— 少泽穴 ——

少，阴，浊；泽，沼泽。此穴的意思是指穴内的气血物质为天部的湿热水汽。本穴因有地部孔隙连通小肠经体内经脉，穴内物质为小肠经体内经脉外输的经水，经水出体表后气化为天部的水湿之气，如热带沼泽汽化之气一般，所以名"少泽"。

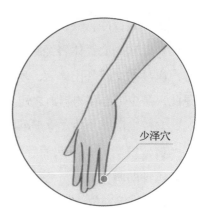

少泽穴

穴位定位：少泽穴位于手小指末节尺侧，距甲根角0.1寸。

功效说明：少泽穴属手太阳小肠经。有清热利咽、通乳开窍的作用。可缓解头痛、昏迷、咽喉肿痛、乳腺炎、乳汁分泌不足等病症。配膻中、乳根，可改善乳汁少、乳痛；配人中，可缓解热病、昏迷、休克。

穴位保健：

1.按摩：用拇指指尖掐按少泽，每天坚持，能够缓解中风昏迷、热病。

2.艾灸：用艾条雀啄灸5~20分钟，每日一次，可缓解心痛。

3.刮痧：用角刮法从上向下刮拭3~5分钟，隔天一次，可缓解咽喉肿痛、心痛等。

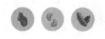

少冲穴

少，阴；冲，突；"少冲"的意思是指此穴中的气血物质从体内冲出。此穴为心经体表经脉与体内经脉的交接之处，体内经脉的高温水汽以冲射之状外出体表，所以名"少冲"。少冲穴也名经始，意思是此穴是少阴心经的起始之处。

穴位定位： 少冲穴位于小指末节桡侧，距指甲角旁0.1寸。

功效说明： 少冲穴属手少阴心经。有清热熄风、醒神开窍的作用。可辅助调理心悸、心痛、胸胁痛、癫狂、昏迷等病症。配太冲、中冲、大椎等穴位，可改善热病、昏迷。

穴位保健：

1.按摩：用拇指指尖用力掐揉少商，可缓解热病昏厥。

2.艾灸：用艾柱直接灸少商，每天一次，可调理昏厥。

3.刮痧：用角刮法从手指近端向远端刮拭3~5分钟，每天3~5次，可改善心痛、疟疾、身热等。

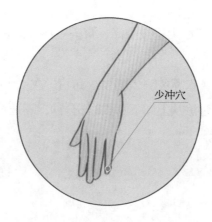

少冲穴

十宣穴

十宣穴是敏感度非常高的穴位，又称经外奇穴。位于手指的指尖端，左右总共10个，号称十宣穴。

穴位定位：十宣穴位于手十指尖端，距指甲游离缘0.1寸，左右共10个穴位。

功效说明：十宣穴属经外奇穴。有清热安神、醒脑开窍的作用。可辅助调理急性咽喉炎、肠胃炎、高血压、中暑、惊厥等病症。配大椎、耳尖，防治中暑；配人中、大椎、鸠尾，可缓解癫狂症状。

穴位保健：

1.按摩：用拇指指尖对指尖，各穴掐揉100次，长期掐揉，可调理失眠、高血压、手指麻木等病症。

2.艾灸：用艾条温和灸10~15分钟，一天一次，可缓解急性咽喉炎、急性胃肠炎、中暑、癔症、惊厥等病症。

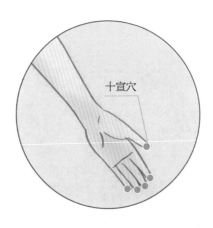

十宣穴

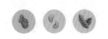

八邪穴

"八"这里指数量，双手手背有8个穴位点；"邪"指邪气，疏通局部气血，预防各种致病因素入侵身体，所以称为"八邪"。

穴位定位：八邪穴位于手背侧，微握拳，第1～5指间，各个手指的分叉处，左右共8个穴位。

功效说明：八邪穴属经外奇穴。可缓解祛风通络、清热解毒；可缓解头痛、咽痛、手指麻木和手指关节疾病。配三间、溪穴，可缓解手指麻痛；配后溪、承浆、合谷、外关，可调理破伤风。

穴位保健：

1.按摩：用拇指指尖微用力各压揉50次，每天坚持按摩，可调理手指关节疾病、手指麻木等病症。

2.艾灸：用艾条温和灸八邪10~15分钟，一天一次，可调理手指关节疾病、头痛、手脚冰冷等病症。

3.刮痧：用刮痧板角部刮拭八邪，稍出痧即可，一天一次，可缓解头痛、咽痛等。

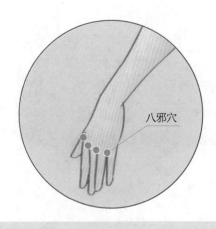

八邪穴

前谷穴

前，与后相对，指本穴气血作用于人体的前面；谷，两山的中空部位。此穴的意思是指小肠经经气在此散热冷降。本穴物质为少泽穴传来的天部湿热水汽，至本穴后变化为散热化雨冷降，所作用的人体部位为胸腹前部，所以名"前谷"。

穴位定位： 前谷穴位于手掌尺侧，当小指本节（第5指掌关节）前的掌指横纹头赤白肉际处。

功效说明： 前谷穴属手太阳小肠经。有降浊升清、安神定志的作用。可辅助调理头痛、目痛、耳鸣、咽喉肿痛、乳少、热病等病症。配耳门、翳风，可缓解耳鸣。

穴位保健：

1.按摩：用拇指指尖掐按前谷，每天坚持，能够缓解癫狂、热病。

2.艾灸：用艾条温和灸5~20分钟，每日一次，可缓解鼻塞、颈项强痛。

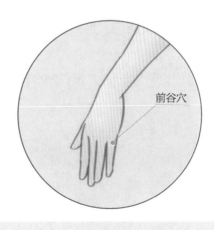

前谷穴

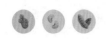

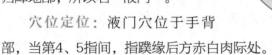

液，液体，指经水；门，出入的门户。此穴的意思是指人体三焦经经气在这个穴位散热冷降，化为地部经水。本穴物质为关冲穴传来的凉湿水汽，凉湿水汽到达此穴位后，快速散热冷却，冷却后的水湿归降地部，所以名"液门"。

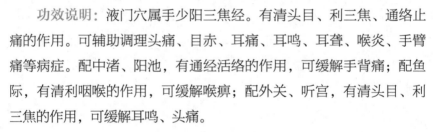

液门穴

穴位定位：液门穴位于手背部，当第4、5指间，指蹼缘后方赤白肉际处。

功效说明：液门穴属手少阳三焦经。有清头目、利三焦、通络止痛的作用。可辅助调理头痛、目赤、耳痛、耳鸣、耳聋、喉炎、手臂痛等病症。配中渚、阳池，有通经活络的作用，可缓解手背痛；配鱼际，有清利咽喉的作用，可缓解喉痹；配外关、听宫，有清头目、利三焦的作用，可缓解耳鸣、头痛。

穴位保健：

1.按摩：用拇指指尖掐按液门，每天坚持，可防治中暑昏迷、热病等。

2.艾灸：用艾条温和灸5~20分钟，每日一次，可缓解心痛。

中渚穴

中，与外相对，指本穴内部；渚，水中小块陆地或水边。此穴的意思是指随三焦经气血扬散的脾土尘埃在此穴中囤积。本穴物质为液门穴传来的水湿之气，到达本穴后，随水湿风气扬散的脾土尘埃在此冷降落地，并形成了经脉水道穴旁边的小块陆地，所以名"中渚"。

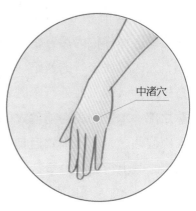

穴位定位： 中渚穴位于手背部，第4、5掌骨间，第4掌指关节近端凹陷处。

功效说明： 中渚穴属手少阳三焦经。有清热通络、开窍益聪的作用。可辅助调理头痛，目眩，目赤，目痛，耳聋，耳鸣，咽喉痛，肩背肘臂酸痛，手指不能屈伸等病症。

配八邪、外关，有舒筋活络的作用，可缓解手指不能屈伸；配听宫、翳风，有开窍聪耳的作用，可缓解耳鸣、耳聋；配外关、期门，有舒肝理气、活络止痛的作用，可缓解肋间神经痛；配角孙，可治耳鸣、耳聋。

穴位保健：

1.按摩：用拇指指尖掐按中渚，每天坚持，可防治五指屈伸不利、头痛等。

2.艾灸：用艾条温和灸5~20分钟，每日一次，可改善耳鸣、耳聋。

后溪穴

后，与前相对，指穴内气血运行的人体部位为后背督脉之部；溪，穴内气血流行的道路。此穴的意思是指穴内气血外行于腰背的督脉之部。本穴物质为前谷穴传来的天部湿热之气，至本穴后其外散的清阳之气上行督脉，运行的部位为督脉所属之部，所以名"后溪"。

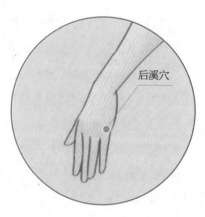

后溪穴

穴位定位： 后溪穴位于手掌尺侧，微握拳，当小指本节（第5掌骨关节）后的远侧掌横纹头赤白肉际。

功效说明： 后溪穴属手太阳小肠经。有清心安神、通经活络的作用。可辅助调理头项强痛、腰背痛、手指及肘臂挛痛等痛证，耳鸣、耳聋、咽喉肿痛、扁桃体炎等五官疾病，热病、盗汗等症。配列缺、悬钟，可缓解项强痛；配人中，可缓解急性腰扭伤；配天柱，可缓解颈项强直、落枕。

穴位保健：

1.按摩：用拇指指尖掐按后溪，每天坚持，能够缓解落枕。

2.艾灸：用艾条温和灸5~20分钟，每日一次，可缓解颈项强痛、鼻塞。

3.刮痧：用角刮法从上向下刮拭3~5分钟，隔天一次，可缓解颈项强痛、疟疾、耳鸣等。

腕骨穴

腕，指穴位所在部位为手腕部；骨，意为水。此穴的意思是指小肠经经气在此冷降为地部水液。本穴物质为后溪穴传来的天部水湿之气，行至本穴后散热冷降为地部的水液，所以名"腕骨"。

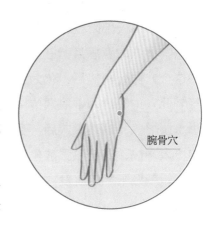

腕骨穴

穴位定位： 腕骨穴位于手掌尺侧，当第5掌骨基底与钩骨之间，赤白肉际凹陷处。

功效说明： 腕骨穴属手太阳小肠经。有祛湿退黄，润精止渴的作用。可辅助调理头痛，项强，耳鸣，黄疸，消渴，热病，指挛腕痛等病症。配阳陵泉、肝俞、胆俞，可改善黄疸；配合谷，可缓解中风后遗症。

穴位保健：

1.按摩：用拇指指尖掐按腕骨，每天坚持，能够缓解手腕痛。

2.艾灸：用艾条温和灸5~20分钟，每日一次，可缓解颈项强痛。

3.刮痧：用角刮法从上向下刮拭3~5分钟，隔天一次，可缓解目翳、颈项强痛、惊风等。

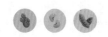

阳池穴

阳，指天部阳气；池，指屯物之器。此穴的意思是指三焦经气血在这个穴位处吸热后，化为阳热之气。此穴位物质为中渚穴传来的弱小水湿之气，到达本穴后，受外部的传入之热，并吸热胀散化为阳热之气，就像阳气的生发之池一样，所以名"阳池"。

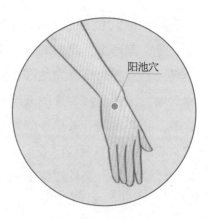

阳池穴

穴位定位：阳池穴位于腕背横纹中，当指总伸肌腱的尺侧缘凹陷处。

功效说明：阳池穴属手少阳三焦经。有通调三焦的作用。可辅助调理手足冰凉、腕痛、肩臂痛、目赤肿痛、耳聋、咽喉炎、妊娠呕吐、糖尿病等症。配外关、曲池，有行气活血、舒筋通络的作用，可缓解前臂肌痉挛或麻痹；配少商、廉泉，有清热通络利咽的作用，可缓解咽喉肿痛；配脾俞、太溪，有疏调三焦、养阴润燥的作用，可辅助调理糖尿病。

穴位保健：

1.按摩：用拇指指尖掐按阳池，每天坚持，可缓解手腕痛。

2.艾灸：用艾条温和灸5~20分钟，每日一次，可缓解肩背痛、手腕痛。

3.刮痧：用面刮法从手指近端向指尖刮拭3~5分钟，隔天一次，可改善糖尿病症状。

太渊穴

太，大到了极致的意思；渊，深涧、深洞的意思，此处是指穴位的形态。太渊穴属于手太阴肺经上的腧穴。此处穴位在手内横纹的凹陷处，经水的流向是从地之天部流向地之地部的，就如同经水从山的顶峰流进地面深渊的底部，所以名"太渊穴"。

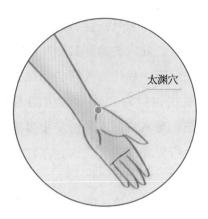

太渊穴

穴位定位：太渊穴位于腕掌侧横纹桡侧，桡动脉搏动处。

功效说明：太渊穴属手太阴肺经。有止咳化痰、通调血脉的作用。可辅助调理咳嗽、气喘、咯血、呕血、喉干咽痛、胸痛、无脉症、腕臂痛、扁桃体炎等症。配肺俞、尺泽、中府，可以辅助调理气管炎、咳嗽；配尺泽、鱼际、肺俞，可缓解咳嗽、咳血、胸痛；配尺泽、太溪，可缓解咳嗽。

穴位保健：

1.按摩：用拇指按压太渊片刻，然后松开，反复5~10次，可改善手掌冷痛麻木。

2.艾灸：用艾条温和灸5~20分钟，每天一次，可缓解咯血、胸闷、乳房肿痛。

3.刮痧：用角刮法从上向下刮拭3~5分钟，隔天一次，可治疗目赤发热、咯血、便血等。

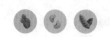

阳谷穴

阳，阳气；谷，两山所夹空虚之处。此穴的意思是指小肠经气血在此吸热后化为天部的阳热之气。本穴物质为腕骨穴传来的湿热水汽，至本穴后水汽进一步吸热汽化上行更高的天部层次，本穴如同阳气的生发之谷，所以名"阳谷"。

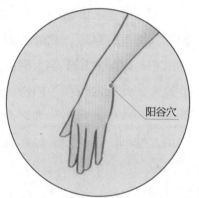

阳谷穴

穴位定位：阳谷穴位于手腕尺侧，当尺骨茎突与三角骨之间的凹陷处。

功效说明：阳谷穴属手太阳小肠经。有明目安神、通经活络的作用。可辅助调理精神病、肋间神经炎、神经性耳聋、耳鸣、头痛、口腔炎等病症。配曲池、外关，有舒筋通络止痛的作用，可缓解腕痛、上肢痿痹；配百会、涌泉，有醒脑安神定志的作用，可缓解精神分裂症、癫痫；配阳溪、阳池，可缓解腕关节痛。

穴位保健：

1.按摩：用拇指指尖掐按阳谷，每天坚持，能够治疗手腕痛。

2.艾灸：用艾条温和灸5~20分钟，每日一次，可治疗牙痛、肩痛。

3.刮痧：用角刮法从上向下刮拭3~5分钟，隔天一次，可缓解热病无汗、疥疮等。

养老穴

养，生养、养护；老，与少、小相对，为长为尊。此穴的意思是指本穴的气血物质为同合于头之天部的纯阳之气。本穴物质为阳谷穴传来的炎热之气，出本穴后胀散并化为水湿成分更少的纯阳之气，与天部头之阳气性同，所以名"养老"。

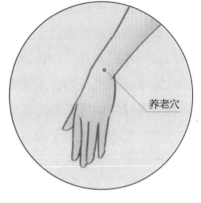

养老穴

穴位定位：养老穴位于前臂背面尺侧，腕背横纹上一寸，当尺骨小头近端桡侧凹陷中。

功效说明：养老穴属手太阳小肠经。有清头明目、舒筋活络的作用。可辅助调理目视不清、肘肩臂疼痛、落枕、急性腰扭伤等病症。配肩髃，有舒筋活络的作用，可缓解肩、背肘疼痛；配风池，有祛风止痛的作用，可缓解头痛、面痛；配太冲，可改善目视不明。

穴位保健：

1.按摩：用拇指指尖掐按养老，每天坚持，能够缓解急性腰扭伤。

2.艾灸：用艾条温和灸5~20分钟，每日一次，可改善视物模糊、耳聋、耳鸣等疾病。

3.刮痧：用角刮法从上向下刮拭3~5分钟，隔天一次，可缓解耳鸣、耳聋等。

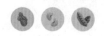

关冲穴

关，关卡的意思；冲，冲射之状。此穴的意思是指三焦经体内经脉的温热水汽由此外冲体表经脉，阴性水液被关卡于内。本穴物质为来自三焦经体内经脉外冲而出的温热水汽，而液态物由于压力不足不能外出体表，如被关卡一般，所以名"关冲"。

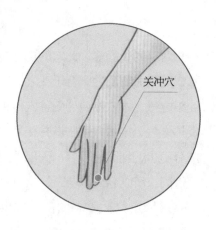

关冲穴

穴位定位：

关冲穴位于手指，第四指末节尺侧，距指甲角0.1寸（指寸）。

功效说明：

关冲穴属手少阳三焦经。有泻热开窍、清利喉舌、活血通络的作用。可辅助调理头痛、目赤、耳聋、耳鸣、喉炎、舌强、热病、心烦等病症。配少商、少泽，有泻热利咽的作用，可缓解咽喉肿痛；配人中、劳宫，有泻热开窍的作用，可缓解中暑；配风池、商阳，有退热解表的作用，可缓解热病无汗。

穴位保健：

1.按摩：用拇指指尖掐按关冲，每天坚持，可改善头痛、目赤。

2.艾灸：用艾条温和灸5~20分钟，每日一次，可缓解耳鸣、头痛。

中冲穴

中，与外相对，指穴内物质来自体外心包经；冲，冲射之状；此穴的意思是指体内心包经的高热之气从这个穴位冲出体表。本穴物质为体内心包经的高热之气，由体内外出体表时呈冲射之状，所以名"中冲"。

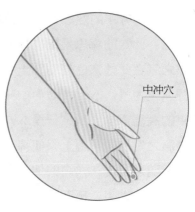

中冲穴

穴位定位：

中冲穴位于手指，中指末端最高点。

功效说明：

中冲穴属手厥阴心包经。有清心泻热、醒厥开窍的作用。可辅助调理中风昏迷、舌强不语、中暑、昏厥、舌下肿痛等病症。配内关、水沟，缓解小儿惊风、中暑、中风昏迷等；配金津、玉液、廉泉，缓解舌强不语、舌本肿痛；配商阳，改善耳聋时不闻音；配大椎、合谷，可缓解小儿惊风。

穴位保健：

1.按摩：用拇指指尖掐按中冲，每天坚持，能够缓解中风昏迷、热病。

2.艾灸：用艾条温和灸5~20分钟，每日一次，可缓解心痛。

3.刮痧：从上向下刮拭3~5分钟，隔天一次，可缓解热病、吐泻、神昏、心痛、惊风等。

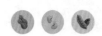

劳宫穴

劳，劳作的意思；宫，宫殿的意思；此穴的意思是指心包经的高热之气在此处穴位带动脾土中的水湿汽化为气。本穴物质为中冲穴传来的高温干燥之气，行至本穴后，高温之气传热于脾土，使脾土中的水湿随之汽化，穴内的地部脾土未受其气血之生，反而付出其湿，如人的劳作付出一样，所以名"劳宫"。

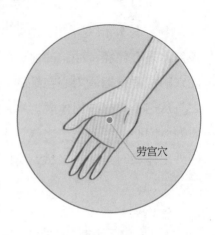

劳宫穴

穴位定位：劳宫穴位于掌心，第2、3掌骨之间偏于第3掌骨，握拳屈指时中指指尖处。

功效说明：劳宫穴属手厥阴心包经。有清心泻热、开窍醒神、消肿止痒的作用。可辅助调理昏迷、晕厥、中暑、呕吐、心痛、心悸、癫痫、口疮、口臭、中风、善怒、发热无汗、两便带血、胸胁支满、黄疸、心绞痛等症。配大陵，可改善心绞痛、失眠；配后溪，可缓解三消、黄疸；配水沟、曲泽，可缓解中暑昏迷。

穴位保健：

1.按摩：用拇指揉按劳宫100~200次，每天坚持，能够缓解心绞痛。

2.艾灸：用艾条雀啄灸5~20分钟，每日一次，可缓解吐血、便血。

3.刮痧：用角刮法从上向下刮拭3~5分钟，隔天一次，可缓解癫狂、鹅掌风、口疮等。

外劳宫穴

本穴位于手背面，与手掌面的劳宫穴相对，故名"外劳宫"。

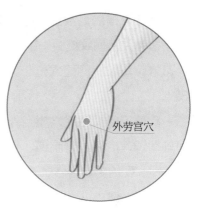

外劳宫穴

穴位定位： 外劳宫穴位于手背，第2、3掌骨之间，掌指关节后0.5寸处。

功效说明： 外劳宫穴属经外奇穴。有祛风通络、舒筋活血的作用。可辅助调理落枕、消化不良，腹痛、泄泻、腰痛、手背红肿发痛等病症。配后溪，有通经活络的作用，可缓解落枕；配新设，有解痉镇痛的作用，能缓解头项强痛。

穴位保健：

1.按摩：用拇指指尖顺时针揉按外劳宫3~5分钟，每天按摩，可缓解手背红肿疼痛、腹痛、腹泻等病症。

2.艾灸：用艾条温和灸3~5分钟，一天一次，可改善消化不良、小儿脐风等病症。

3.刮痧：用角刮法刮拭穴位2分钟，稍出痧即可，可缓解落枕、腰痛、颈椎病、掌指麻痹等病症。

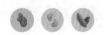

四缝穴

"四"指的是数量，除拇指外其余四指均有一个穴位点；"缝"是指指骨关节横纹缝，一手四穴，故名为"四缝"。

穴位定位： 四缝穴位于第2~5手指掌面，中间指关节的中央。共8穴。

功效说明： 四缝穴属经外奇穴。有健脾行气、活血化瘀的作用。可辅助调理疳积、胃脘痛、哮喘、呃逆、中暑、失眠、神经衰弱、痛风等症。配内关、合谷，治百日咳。

穴位保健：

1.按摩：用拇指指尖掐揉四缝，每穴掐揉2~3分钟；长期掐揉，可缓解小儿疳积、胃脘痛、哮喘、呃逆、中暑等病症。

2.艾灸：用回旋灸10~15分钟，一天一次，可改善失眠、神经衰弱、痛风等病症。

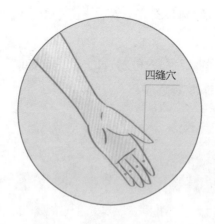

四缝穴

腰痛点穴

腰，腰部；痛，疼痛；点，很小的部位。此穴能缓解腰痛，故名"腰痛点"。

穴位定位： 腰痛点位于手背，第2、3掌骨及第4、5掌骨之间，腕横纹与掌指关节中点处一侧2穴。

功效说明： 腰痛点属经外奇穴。有镇痉消肿、舒筋活络的作用。可辅助调理腰痛、急性腰扭伤、腰肌劳损、头痛、耳鸣、坐骨神经痛等病症。配肾俞，调理腰肌劳损、腰扭伤；配曲池、手三里，调理腕关节疼痛。

穴位保健：

1.按摩：用拇指指尖顺时针揉按3~5分钟，每天按摩，可治疗手背红肿疼痛、头痛、耳鸣等病症。

2.艾灸：用温和灸3~5分钟，一天一次，可治疗头痛、耳鸣、坐骨神经痛等病症。

3.刮痧：用刮角法刮拭穴位2分钟，稍出痧即可，可治疗急性腰扭伤、腰肌劳损等病症。

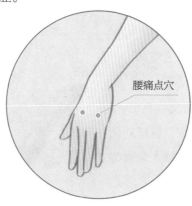

腰痛点穴

手部常用反射区

大脑反射区
——清热解表，醒神开窍

大脑反射区位于双手掌面拇指指腹全部。

用指揉法按揉大脑反射区1~2分钟，以局部酸痛为宜。可缓解感冒、失眠、头晕、头痛、高血压或低血压、脑血管病、脑卒中后遗症、癫痫等病症。

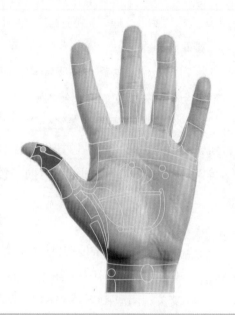

额窦反射区
——镇静止痛，通经活络

额窦反射区位于双手掌面，十指顶端约1厘米范围内。

用掐法掐按额窦反射区1~2分钟，以局部酸痛为宜。可辅助调理脑震荡、鼻窦炎、头痛、感冒等病症。

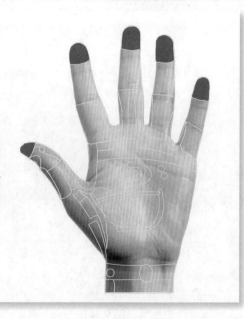

垂体反射区
——调经统血

垂体反射区位于双手拇指指腹中央，在大脑反射区深处。

用指揉法揉按垂体反射区1~2分钟，以局部酸痛为宜。可缓解消化不良、便秘、腹泻、腹胀、流鼻血、月经不调、内分泌失调、更年期综合征、小儿发育不良等病症。

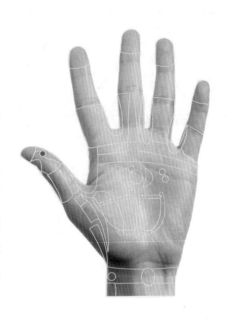

眼反射区
——清脑明目，舒筋活络

眼反射区位于双手手掌和手背第2、3指指根部。

用指按法按压眼反射区1~2分钟，以局部酸痛为宜。对结膜炎、角膜炎、近视、远视、白内障等病症有一定的缓解。

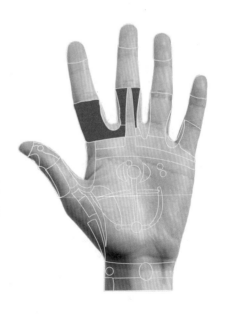

耳反射区

——醒脑聪耳

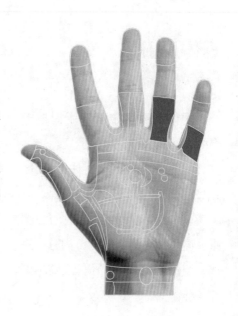

耳反射区位于双手手掌和手背第4、5指指根部。

用指按法按压耳反射区1~2分钟，以局部酸痛为宜。可缓解感冒、耳鸣、耳炎、重听等病症。

鼻反射区

——利咽聪鼻

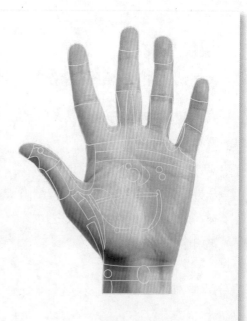

鼻反射区位于双手掌侧拇指末节指腹桡侧面的中部。

用指按法按压鼻反射区1~2分钟，以局部酸痛为宜。可缓解鼻塞、流涕、过敏性鼻炎、急慢性鼻炎等症状。

颈项反射区

——清利头目，舒筋活络

颈项反射区位于双手拇指近节掌侧和背侧。

用指揉法按揉颈项反射区1~2分钟，以局部酸痛为宜。可缓解颈项酸痛、颈项僵硬、头痛、高血压等病症。

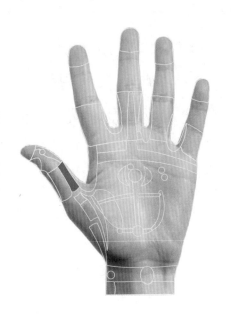

心反射区

——理气止痛，强心通脉

心反射区位于左手尺侧，手掌及手背第4、5掌骨之间近掌骨头处。

用指揉法按揉心脏反射区1~2分钟，以出现酸胀感为宜。可缓解心绞痛、心悸、胸闷、高血压、低血压等。

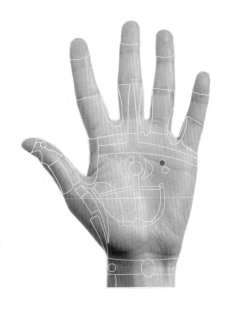

肺和支气管反射区
——疏风活络，化痰止咳

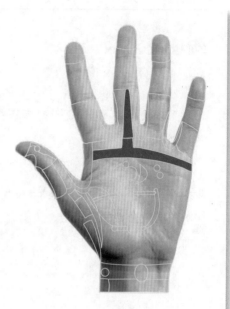

肺和支气管反射区位于双手掌侧，横跨第2～5掌骨，靠近掌指关节区域及中指第3节指骨，中指根部为反射区敏感点。

用指摩法摩擦肺和支气管反射区1～2分钟，以局部酸痛为宜。对缓解肺炎、支气管炎、肺气肿、胸闷等病症有一定作用。

胆囊反射区
——疏肝利胆，降逆和胃

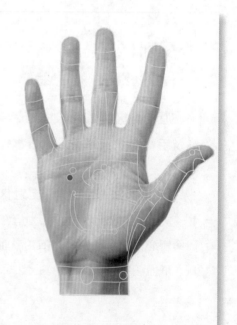

胆囊反射区位于右手的手掌侧及背侧，第4、5掌骨之间，腕侧的第4掌骨处。

用掐法掐按胆囊反射区1～2分钟。可缓解胆囊炎、厌食、胃肠功能紊乱、痤疮等病症。

肝反射区
——养肝明目

肝反射区位于右手的掌面，第4、5掌骨体中点之间近掌骨头处。

用掐法掐按肝反射区1~2分钟。可缓解肝炎、肝硬化、腹痛、眼病。

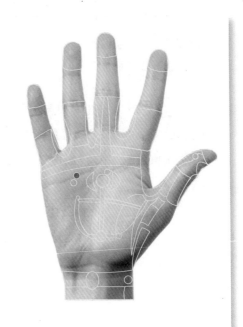

肾反射区
——补肾强腰，通利二便

肾反射区位于双手的中央区域，第3掌骨中点。

用指揉法按揉肾反射区1~2分钟，以局部酸痛为宜。可缓解肾炎、腰痛、高血压、浮肿。

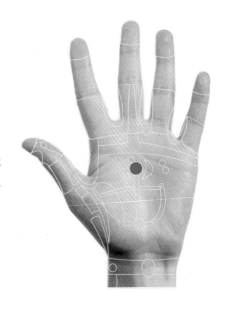

甲状腺反射区

——清心安神

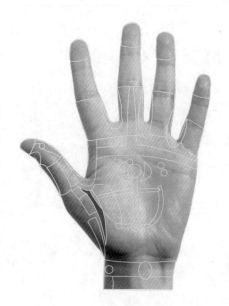

甲状腺反射区位于双手掌侧第1掌骨近心端起至第1、2掌骨之间，转向拇指方向至虎口边缘连成带状区域。

用掐法掐按甲状腺反射区1~2分钟。可缓解甲状腺功能亢进或减退、心悸、感冒、肥胖。

脾反射区

——健脾助阳，通调腑气

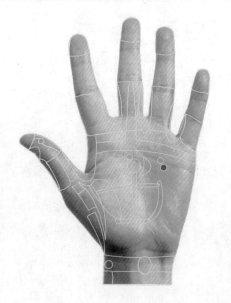

脾反射区位于左手掌侧第4、5掌骨间（中段远端），膈膜反射区与横结肠反射区之间。

用指按法按压脾反射区1~2分钟，以出现酸胀感为宜。可缓解消化不良、发热、炎症、贫血。

胃反射区
——理气和胃，通经活络

胃反射区位于双手第1掌骨体远端。

用指按法按压胃反射区1~2分钟。可缓解胃痛、胃胀、呕吐、急慢性胃炎。

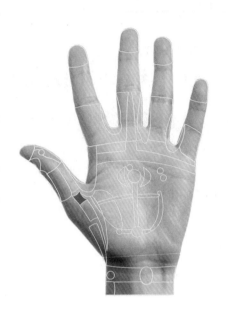

小肠反射区
——清胃泻火

小肠反射区位于双手掌心中部凹陷处，各结肠反射区所包围的区域。

用指揉法按揉小肠反射区1~2分钟，以局部酸痛为宜。可缓解急慢性肠炎、消化不良、食欲不振、腹胀。

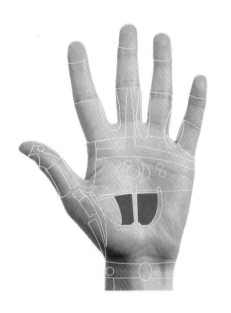

大肠反射区
——调理肠胃，利水消肿

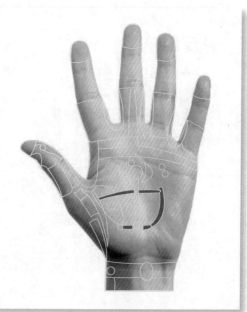

大肠反射区位于双手掌侧中下部分。

按摩此反射区，可缓解腹胀、消化不良、便秘、结肠炎。

膀胱反射区
——活血通络，消炎止痛

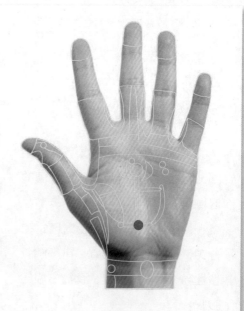

膀胱反射区位于手掌下方，大小鱼际交接处的凹陷中，其下为头状骨骨面。

用指按法按压膀胱反射区1~2分钟，以出现酸胀感为宜。可辅助调理膀胱炎、尿道炎、膀胱结石、高血压等病症。

十二指肠反射区
——和胃理气止痛

十二指肠反射区位于双手掌面，第1掌骨体近端，胰腺反射区下方的区域。

用指按法按压十二指肠反射区1~2分钟，以局部酸痛为宜。可缓解十二指肠溃疡、消化不良、食欲不振、腹胀等病症。

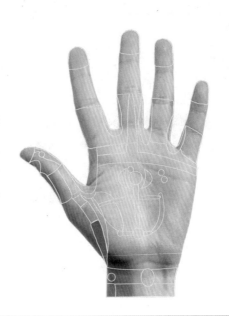

直肠、肛门反射区
——通调腑气

直肠、肛门反射区位于左手掌侧，第二腕掌关节处和双上肢前臂桡侧远端约三横指的带状区域。

用指按法按压两个反射区各1~2分钟，以局部酸痛为宜。可缓解便秘、便血、脱肛、痔疮、肠炎等病症。

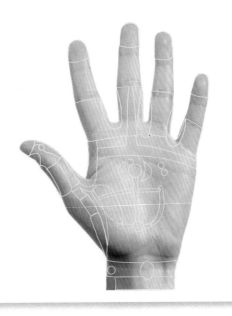

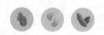
腹腔神经丛反射区
——通经血

腹腔神经丛反射区位于双手掌掌心第2、3掌骨及第3、4掌骨之间，肾反射区的两侧。

用理筋法梳理腹腔神经丛反射区1~2分钟，以局部酸痛为宜。可改善胃肠功能紊乱、腹胀、更年期综合征、失眠等病症。

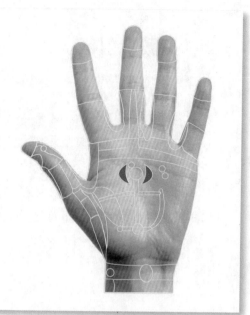

生殖腺反射区
——清热利湿，益肾固带

生殖腺反射区位于双手掌腕横纹中点处，相当于手厥阴心包经大陵穴的位置。

用指揉法按揉生殖腺反射区1~2分钟，以局部酸痛为宜。可改善性功能低下、不孕不育症、月经不调、痛经等病症。

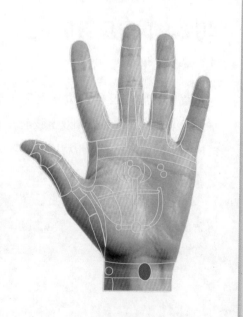

腹股沟反射区
——滋阴固肾

腹股沟反射区位于双手掌侧腕横纹的桡侧端，桡骨头凹陷处。

用指揉法按揉腹股沟反射区1~2分钟，以局部酸痛为宜。可改善性功能低下、生殖系统病变、疝气、小腹胀痛。

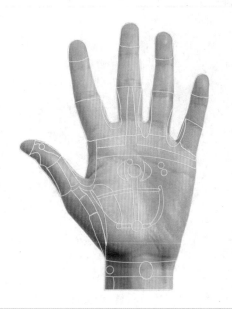

输尿管反射区
——清利三焦

输尿管反射区位于双手掌中部，肾反射区与膀胱反射区之间的带状区域。

用掐法掐按输尿管反射区1~2分钟。可辅助调理输尿管炎、输尿管结石、高血压、泌尿系统感染等病症。

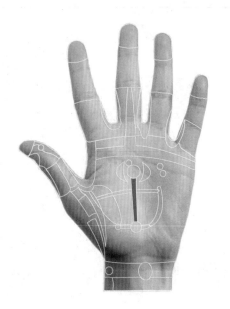

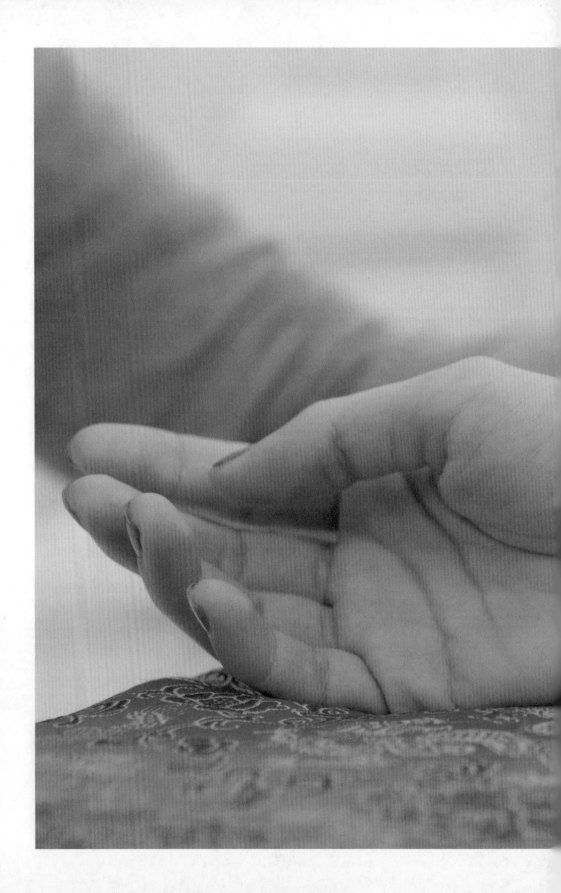

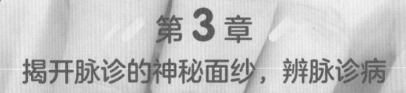

第**3**章
揭开脉诊的神秘面纱，辨脉诊病

　　脉诊是中医独特的诊病方法，俗称"号脉"或"切脉"。脉诊是通过按触人体不同部位的脉搏，以体察脉象变化的切诊方法。脉象的形成与脏腑气血密切相关，若脏腑气血发生病变，血脉运行就会受到影响，脉象就有变化。

什么是脉诊?

脉诊是指医生用手指触摸病人动脉的搏动状态,以了解疾病的诊病方法,又叫"切脉""按脉""把脉"等。

古代脉学的发展

根据有关文献记载,公元前4世纪,扁鹊创造了诊脉方法,故司马迁评价说:"至今天下言脉者,由扁鹊也。"(《史记·扁鹊仓公列传》)有关详论诊脉内容则始见于《黄帝内经》,而寸口诊脉的方法及内容则见之于《难经》,《黄帝内经》《难经》开创了诊脉及脉象归类研究的先河。东汉张仲景是第一次将诊脉理论运用于临床诊断的,并指导处方用药。

《伤寒论》论述病理脉象26种,《脉经》提出24种,《濒湖脉学》载有27脉,《诊家正眼》载脉28种,《四诊抉微》有29脉,还有分30脉、32脉

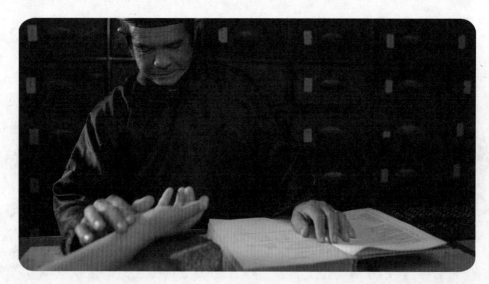

的，近代多从28脉论述。就诊脉部位而言，《黄帝内经》中就有独取寸口诊法、人迎寸口合参诊脉法、三部九候遍身诊脉法等。汉代张仲景提出人迎、寸口、趺阳三部诊脉法。《难经》《脉经》明确地提出将寸口分为寸、关、尺三部诊法并延用至今。历代医家之所以对寸口脉诊十分重视，一是寸口诊脉方法简便易行，二是确实有重要的临床诊断价值，三是掌握这一诊断方法有一定难度。因此，历代脉学研究者为了推广脉诊方法，阐明脉象机制，利于初学者掌握和运用，做了不少有益的工作。

● 由博反约，执简驭繁的归类研究方法

有将诸脉象归纳为阴阳两纲脉的，如《伤寒论》和《脉经》；有分浮、沉、迟、数四纲脉者，如《医学发微论》《三因极一病证方论》；有分浮、沉、迟、数、弦、滑、虚、实八纲而统领诸脉者，如《景岳全书》。还有归为十纲的。戴同父在《脉诀刊误》中将这种归类研究用分、合、偶、比、类五字加以总结，提示后学在掌握脉象特点时应该详细分辨每种脉象而求其博时，也要综合分析而求其约，对偶比较相反性状的脉象以加深和记忆，类似脉象进行对比归类，执简而驭繁。这种归类研究脉象的好处在于约之以类，执简驭繁，非约不能执其要，不博无以推其详；由约至博谓之进，由博反约谓之精。

● 脉形图像示意，力争脉体形象化的研究方法

从《黄帝内经》开始，古人为了使那些难于体察的脉象易于掌握，就应用诸如"长竿末梢""如落榆英""如风吹毛"等日常生活中的实例，用生动形象的比喻对脉象做了描述。但任何比喻都只能有助于对事物本质的认识。宋代施发首先将脉搏跳动的形状描绘成图像，著《察病指南》，载图33幅，开创了运用比较直观的脉象图形来研究脉象变化的新方法。之后，明代张世贤著《图注脉诀》，记有脉图22幅。明代沈际飞著《人元脉影归指图说》，制图21幅。这些模式图可以说是仪器描绘图像的前身，给了后来学者不少的启发和帮助。

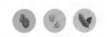

气血与脉象的关系

《黄帝内经》是我国现存医学文献中最早的全面总结脉学的著作，其中包含有大量关于早期脉学的内容。尽管其论述的脉学还处于发展初期，尚未形成独立的脉学体系，但对后世产生了巨大的影响，是后世脉学的基石及理论源泉。但《黄帝内经》中脉的种类繁多，所主病症亦多种多样，再加之兼脉的诸多变化，未免给人眼花缭乱之感。若从气血对脉影响的角度来研究脉的变化及主病，则简洁明了，纲举目张。

● 气、血、脉的生成

人体之所以能够维持生命的功能，在于有气血周流全身而发挥作用；而气血之所以能够泉源不竭，在于有饮食水谷不断转化为精微物质作为后盾支持。水谷是气血生成的基础，而上焦、中焦是气血生成的场所。《黄帝内经》云："上焦开发，宣五谷味，熏肤、充身、泽毛，若雾露之溉，是谓气……中焦受气取汁，变化而赤，是谓血。"经脉是人体里的一个重要组成部分，对全身有着贯通营养的作用，是将营养物质输布于全身的通道。考求《黄帝内经》，脉有一个十分清楚而且重要的含义，就是血脉，即血管。《黄帝内经》云："人始生，先成精，精成而脑髓生。骨为干，脉为营，筋为刚，肉为墙，皮肤坚而毛发长。谷入于胃，脉道以通，血气乃行。"此言意指人刚生成时，脉即是人体中起营养作用的一部分，倘若只从物质的角度理解经脉，则失之远矣。经脉是营养全身的通道，其中有发挥功能的气与血，如果没有气的推动温养及血液的充注流溢，经脉只能是没有任何功用的简单物质而已。

● 气血定脉

气血调和，脉象平，人若气血调和、经脉通畅，则体态安泰，精神祥和，百病不起，是以人贵在气血调顺。《黄帝内经》言："血气者，人之神，不可不谨养。"气血为人身之根本，脉象是人体状态之反映，若人体气血调畅，则脉象亦为之平和。

脉象是心脏功能的"反应器"

现代科学证明，血管的搏动其实是心脏跳动引起的，所以脉象是心脏功能最直接的表现，脉象的产生与心脏的搏动、心气的盛衰、血管的通利和气血的盈亏及各脏腑的协调作用直接相关。

心脏的搏动

正常情况下，脉搏和心跳是同步的，心脏跳动一次，脉搏就动一次，如果心脏出现了什么问题，就有可能使脉搏和心跳不同步了，比如心律失常的时候。所以这就预示着，脉搏和心跳一致相对来说就比较健康，如果不一致的话，就一定是心脏出现了问题，需要及时就医。

脉管的收缩

脉管系的主要功能是运输，一方面把消化系统吸收的营养物质和呼吸系统吸收的氧气运送到组织和细胞，同时将组织和细胞代谢过程中产生的代谢产物和二氧化碳运送至泌尿系统、呼吸系统和皮肤而排出体外，另外还把内分泌器官和内分泌组织产生的激素运送至靶器官和靶细胞以调节其活动。最新研究发现，脉管系的内皮细胞、平滑肌和内分泌功能，参与代谢和免疫。

心阴与心阳的协调

心血和心阴是心脏生理功能活动的物质基础，心气和心阳是心脏的功能活动基础。心阴、心阳的协调，是维持脉搏正常的基本条件。当心气旺盛、血液充盈、心阴心阳调和时，心脏搏动节奏和谐有力，脉搏亦从容和缓，均匀有力。反之，则可能出现脉搏的过大过小、过强过弱、过速过迟等变化。所以说，一些心脏问题通过脉诊可以很清楚地表现出来。

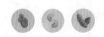

脉象是五脏的"监视器"

脉象的形成不仅与心、脉、气、血有关，同时与脏腑的整体功能活动亦有密切关系。

肺脏

肺主气，司呼吸。肺对脉的影响首先体现在肺与心，以及气与血的功能联系上。由于气对血有运行、统藏、调摄等作用，所以肺的呼吸运动是主宰脉动的重要因素。一般情况下，呼吸平缓则脉象徐和；呼吸加快，脉率亦随之急促；呼吸匀和深长，脉象流利盈实；呼吸急迫浅促，或肺气阻滞而呼吸困难，脉象多细涩。

肝脏

肝藏血，具有储藏血液、调节血量的作用。肝主疏泄，可使气血调畅、经脉通利。肝的生理功能失调，可以影响气血的正常运行，从而引起脉象的变化。

肾脏

肾藏精，为元气之根，是脏腑功能的动力源泉，亦是全身阴阳的根本。肾气充盛则脉搏重按不绝，尺脉有力，是谓"有根"；若精血衰竭，虚阳浮越则脉象变浮，重按不应指，是为"无根"脉，提示阴阳离散、病情危急。

脾胃脏

脾胃能运化水谷精微，为气血生化之源、"后天之本"。气血的盛衰和水谷精微的多寡，表现为脉之"胃气"的多少。脉有胃气为平脉，胃气少为病脉，无胃气为死脉，所以临床上根据胃气的盛衰，可以判断疾病预后。

如何快速学习脉诊

学习中医诊断的一个重点就是脉诊。血脉为气血之先，以浮、沉、迟、数等象，应寒、热、虚、实等症，一切病变都直接影响神经机能的变化。而神经机能的变化，表现在血行动力上最为明显，最易查出。所以诊脉主要是就血行机能变化来分析全身机能病变与器质病变，以判定病因及疾病的性质、类别。诊脉要选择恰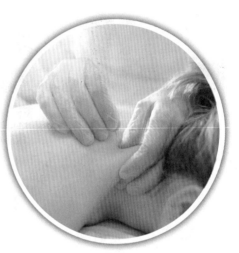当的时间、体位以及在诊脉的部位举按寻以诊察呼吸与脉动等。下面给大家详细介绍一下诊脉的方法。

掌握最佳的诊脉时间

《黄帝内经》中讲，脉是气血运行的反映，诊脉不但要了解整体气血循环的变化，切脉还要结合视精明，察五色，观脏腑、形体强弱盛衰等各方面，而且特别指出，早上是诊脉的最佳时间。

每天早上太阳刚升起来、人们刚起床、在没有吃任何东西的时候诊脉最佳。这是因为太阳刚刚升起，阳气刚刚进入体内，人体在夜晚的阴气也渐渐退去，此时人体经过一晚上的休息，各方面都处于一个相对稳定的状态，这个时段的脉象是人体平和状态下的真实反映。清晨患者不受饮食、活动等各种因素的影响，体内外环境都比较安静，气血经脉处于少受干扰的状态，故容易鉴别病脉。

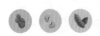
晚饭过后，胃肠道开始加速蠕动，此时主管肠胃的神经开始兴奋，血液大量涌向这些部位，会使脉象发生变化，不能反映最客观的结果。而如果做过某些活动再来诊脉，这时血液大量涌向四肢肌肉，也会使切脉的结果不具有代表性，诊断的准确性也会受到影响。一般在这些情况下，脉的快慢、力度、绷紧程度等方面都会受到影响。

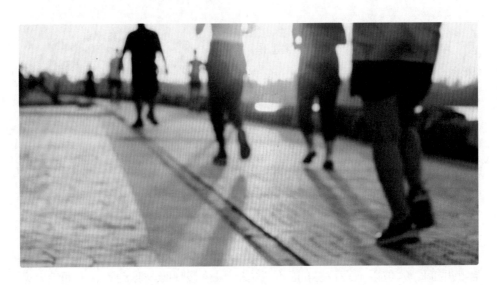

体位

要让患者取坐位或正卧位，手臂平放和心脏近于同一水平，直腕仰掌，并在腕关节背垫上诊脉枕，这样可使气血运行无阻，以反映机体的真正脉象。

诊脉部位

医者和患者侧向坐，用左手按诊患者的右手，用右手按诊患者的左手。诊脉下指时，首先用中指按在掌后高骨内侧关脉位置，接着用食指按在关前的寸脉位置，无名指按在关后尺脉位置。位置放准之后，三指应呈弓形，指头平齐，以指腹接触脉体。布指的疏密要和患者的身长相适应，身高臂长者布指宜疏，身矮臂短者布指宜密，总体以适度为宜。

掌握脉诊的手法

寸口脉诊分候法

《黄帝内经》将寸口称为气口或脉口，唐代王冰解释说："气口，则寸口也，亦谓脉口。以寸口可候气之盛衰，故云气口。可以切脉之动静，故云脉口。皆取于手鱼际之后同身寸之一寸，是则寸口也。"

寸口是在腕后桡动脉所在的部位。寸口分寸、关、尺三部，"从鱼际至高骨，却行一寸，名曰寸口。从寸至尺，名曰尺泽，故曰尺寸。寸后尺前，名曰关"，就指出以腕后的高骨（桡骨茎突）为标志，高骨内后侧的部位为关，关部之前（腕端）为寸，关部之后（肘端）为尺。两手各有寸、关、尺三部，统称两手六部脉。

寸、关、尺三部又各分浮、中、沉三候，这就是寸口诊法的九候诊脉方法。《难经·十八难》指出："三部者，寸、关、尺也；九候者，浮、中、沉也。"

独取寸口诊病的原理

独取寸口诊脉方法始见于《黄帝内经》。寸口脉象之所以能够反映五脏六腑的病变，一是因为寸口为手太阴肺经之动脉所在。"肺朝百脉"，全身的气血通过经脉不断汇合于肺，所以寸口的脉象变化不但可测知手太阴肺经的气血活动，而且能反映五脏六腑的气血盛衰。二是因为足太阴脾经与手太阴肺经相连。脾为后天之本、气血生化之源，水谷经脾胃消化，精微部分由脾转输于肺，而后布散全身。寸口虽属手太阴肺经，但脉气却是来自足太阴脾经所转输的水谷精气，因此寸口脉不但能候肺气，也能表现脾胃盛衰及气血的化生状况，"气口亦太阴也"即是言此。三是因为寸口为脉之大会处，就是说人身的经脉之气不仅汇聚于此，而且此处也比较灵敏地表现全身脉气的盛衰，故有"脉会太渊"一说。因此，全身脏腑经脉气血的情况，都可以从寸口脉象的变化上反映出来。

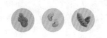

寸、关、尺的定位

寸、关、尺，脉为学术语，指寸口脉分三部的名称。历代医家对寸、关、尺各部的长度有着不同的见解，其中以"脉取三寸，三部各为一寸"的观点得到了多数医家的认同。研究认为，三部总长度应根据人腕部桡动脉比较浅露肤表的一段长度来确定，在前臂中所占长度比例应与前臂在人身长中所占长度比例相适应；而各部的长度应按寸关尺分别反映人体上、中、下三段的身长比例来确定。按照上述原则计算，三部总长度以2寸最合理，寸关尺长度分别为6分、2分、12分。

位置：桡骨茎突处为关，关之前（腕端）为寸，关之后（肘端）为尺。寸、关、尺三部的脉搏，分别称寸脉、关脉、尺脉。

寸口诊法的施诊宽度为1.9寸，其中关部、寸部各占6分，尺部占7分。在实际的操作过程中，一开始练习可以用笔画一下，时间长了根据经验把握，关部与寸部之间的距离稍窄一点即可。这里所说的1.9寸，不是我们的度量单位，而是手指同身寸，以被诊人的手指为标准。

1寸：拇指横纹宽度，或中指节上下两横纹之间的宽度。

1.5寸：食指、中指两指横宽。

3寸：食指、中指、无名指和小指四指横宽。

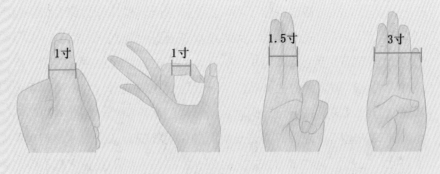

拇指同身寸　　　　中指同身寸　　　　横指同身寸

寸、关、尺所对应的脏腑

寸、关、尺分候脏腑源于《素问·脉要精微论》尺肤诊中对尺肤部位的脏腑分候法。原文规定两侧腕肘关节之间为尺肤，划为三等份，从腕关节至肘关节的尺肤部，左臂尺肤依次分配所候的脏腑是心、肝、肾，右臂尺肤部依次所候的脏腑是肺、胃、肾。《难经》演变为寸口脉的脏腑分配，虽然有所不同，但大同小异。

目前关于寸、关、尺三部分候脏腑多以下列为准：

左寸候：心与膻中；右寸候：肺与胸中。

左关候：肝、胆与膈；右关候：脾与胃。

左尺候：肾与小腹；右尺候：肾与小腹。

这种分配方法体现了上（寸脉）以候上（身半以上）、下（尺脉）以候下（身半以下）的原则。但必须指出，寸、关、尺分配脏腑所候的脉象是反映脏腑之气的变化情况，而不是五脏六腑出于寸口的某一部位。

此外，也有不分寸、关、尺，只分浮、中、沉的。根据浮、中、沉的不同脉象特征，左手诊心、肝、肾，右手诊肺、脾、命门，从而诊察各脏腑的盛衰。这种方法是在病情危急，速求其病的一种应急诊脉方法，临床上诊老人、虚者、久病者、产后者也可用此方法。

先学好指力脉法

指力是指诊脉时运指的力量。脉诊时运用不同指力以总按、单按进行取脉是脉诊内容中的重要一环，故把它单列一节予以讨论。

"浮、中、沉"取脉法：此法是现行运用最多的独取寸口脉法的指力取脉方法。一般认为对各部轻指力按为浮取，重指力用力按为沉取，稍加用力按（不轻不重）为中取。浮取易得，中、沉取则无明显的标志，故较难区分，力度很难把握。

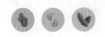

浮取

浮取方法，有云"轻下指即得"，有云"轻手按之即得"，但皆不得其要，均不如《难经》所云"轻触手即得"，即浮取不必轻按，触肤即得。关键是不可按之，否则如何"轻手"，如何"轻下"？只要有按之举，皆已用力，更何况"轻力"不好掌握。要掌握浮取的力度，必须运用掌部的韧力举起手掌，控制三指触及皮肤而不用施力。浮取所得脉象一般为浮脉，用以察表里之虚实。凡脉浮主表，不可攻里也。如仅寸脉浮者，多为感冒初起1～2日；如寸关俱浮者，此外感迁延3～4日；尺寸俱浮者，太阳受病也。兼紧者寒在表，兼数者热在表。脉中有力为有神，可汗；无力为无神为虚，不可汗。浮而长，太阳合阳明；浮而弦，太阳合少阳。

中取

中取"即以不轻不重指力按之，其标准是按至肌肉的部位"。这种说法同样是不着痛痒。什么是不轻不重的指力？肌肉之间在哪？更何况每个人的手部肌肉不同，根本没有客观的标准可参考。经过临床的实践，总按三指下压到各部脉的搏动同时最强、脉象感觉最敏锐的时候就是中取的最标准位置。这时的力度就是我们所说的不轻不重的下指力度，这时的力度基本上没有把脉管压扁。如果是单按，亦以该部脉搏搏动最强位置为标准。中取所得脉象一般是察阳明、少阳二经之脉，或长或弦。尺寸俱长者阳明也，尺寸俱弦者少阳也。浮长有力，则兼太阳，表未解也。兼数为热，兼浮有表。

沉取

沉取一般是采用重手按至筋骨的部位。重手力度没有相应的量度，但筋骨的部位是较固定的自然标志，所以可以作为着力点的参考。中取力度往下压，将脉管压抵在筋骨间，此时的脉管一般被压扁了，特别是尺部的脉象比较明显，而寸关的搏动相对沉闷。此时手指可上下提摸，以脉动最明显、力度最强时作为沉取的位置。如果此时继续下压，将会把脉管压住，关部常感觉不到脉动，尺部和寸部有微弱的跳动。此时就到了推筋着骨的力度，是谓"沉取太过"。

沉取乃候三阴脾肝肾之气，主里证、阴证。尺寸俱沉细，太阴也；俱沉者，少阴也；俱沉弦者，厥阴也。有力为有根，为阳盛阴微，宜滋阴以退阳；无力为无根，为阴盛阳微，宜生脉以回阳。用药宜守而不宜攻，宜补而不宜泻。

快速入门"二十八脉象歌诀"

浮脉　轻寻有、按无有，浮脉漂然肉上游，水中浮木未定向，浮脉中间仔细究，有力恶风见表实，无神无力指虚浮，浮脉里有七伴（浮紧、浮缓、浮滑、浮数、浮迟、浮虚、浮洪），其中理性要经验。

洪脉　洪脉满指波涛似，来时力状去自然。脉洪阳盛虽夏旺，非是火盛治灾凡。

实脉　实脉行毕更属长，举按充实力最强，新病逢时是火盛，久病逢时或气痛。

长脉　长脉直过本位前，迢迢自弱类长杆，心肾身强气本状，实脉相联似剑长。

短脉　短脉触之形似龟，藏头露尾脉中筋，寸尺可凭关不诊，涩微动结似相随，主病逢之为难治，概似真元气多亏。

芤脉 芤脉边实中间空，形似软而按如葱，寸阳见芤血上溢，芤现迟脉下流红，芤形浮细须轻诊，睡眠浮脉像得诊，气血伤耗精神损，自汗阳虚骨蒸深。

散脉 散脉形浮无沉候，如寻至数拘不定，满指散乱似扬先，按之分散难归整，产是生早胎为堕，久病脉散必丧命。

沉脉 沉脉壮似重迎指，如石投水往下沉，按之无力真元弱，有力为痛滞气侵，中寒其脉均沉类，紧滑弦细数迟微，数头机关勿误人。

微脉 微脉细小至如弦，沉而极细最不断，春夏少年均不宜，春冬老弱确为善。

伏脉 沉之深，伏脉游，下指推筋靠骨求，真气不行症痞结，脉丧泻之不出头。

弱脉 沉细软绵似弱脉，轻寻无板重采知，元气耗损精血虚，少年可虑白头矣。

虚脉 虚脉举指迟大软，按之无力又空洞，精神气血都伤损，病因虚法汗多中。

牢脉 牢脉沉而伏力强，牢形实大和弦长，劳伤微疾真精损，气喘腹疝七情伤。

革脉 革脉肢体自浮急，象诊真似按鼓皮，女人半产并崩漏，男子血虚或梦遗。

迟脉　迟脉寻按至来三，来往极慢微迟脉，浮迟表寒是表证，沉迟里冷必定见。缓结代涩居迟类，不究详细莫轻谈。

缓脉　缓脉四至通不偏，和风杨柳袅自然，欲从脉中求神气，只在从容和缓间，缓迟气血皆伤损，和缓从容为气安。

结脉　缓一应指复又来，结脉肢体记在怀，悲虑积中成郁结，五芤交攻为痞灾。（五芤：气、血、痰、饮、食）

代脉　缓之不能随手知，良久方来是代脉，代是气衰凶且甚，妊娠奉同生机存。

涩脉　脉道艰涩难疏通，细迟短散何成形，来往湿滞似刮竹，病蚕食叶慢又难，思虚交愁里积久，不但损血又伤精。

数脉　来往行速数脉形，一息六至仔细凭，数脉属阳热可知，只把虚实火来医，实要凉泻虚温补，肺病秋深却畏之。急紧弦滑动促脉，都从数脉安排定。

疾脉　快过数者脉名疾，载阳又可阳凶升。

紧脉　数又弦疾和成紧，举如转索切绳形。浮紧表寒身体痛，沉紧逢见腹疼痛。

弦脉　举之迎手按不转，弦长端直若丝弦，受病轻重如何认，指在弦上软硬看。

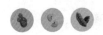

滑脉	滑脉如珠滚滚来，往来流利却还前，停食痰气胸中瘀，妇女滑缓定是胎。
动脉	动脉摇摇数在关，没头没尾豆形圈，动主惊悸心空虚，汗出发热阴阳参。
促脉	脉来急促有间歇，进必无生退可生，促脉三焦火焱盛，原因有五细推求。血气痰食饮停留，洪实细弱滑数兼。
濡脉	浮脉浮取极不力，按之随手又空空，主病血虚阳虚症，汗多夜间骨热蒸。
细脉	细脉如线应指明，气血两虚此脉行，诸虚劳损兼病湿，微弱濡脉且变清。

掌握正常五脏四时脉象

根据"天人相应"的理论，四时气候的变化对人体脏腑组织的生理功能有影响，而人体各部对自然气候的变化也有适应性。就脉的搏动来说，是随着季节气候的变化而表现出不同的脉象：春季六部脉略弦，夏季六部脉略洪，秋季六部脉略浮，冬季六部脉略沉。

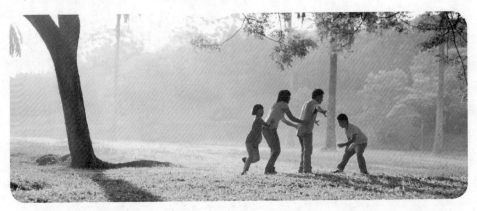

● 春

春季是阳气始生，气温渐高，万物生发，机能开始旺盛之季。这个季节虽然阳气初升，但寒气未尽，气机还受约束，因而脉象表现为端直以长，状如琴弦，《素问·玉机真藏论》称为"春脉如弦"。因春季与肝相应，故弦脉又称"肝脉"。

● 夏

夏季是阳气旺盛，气温升高，万物生长茂盛之季。人体受这个季节气候的影响，腠理疏松，脉管扩张，因而脉搏来势充盛，去势微衰，犹如钩状，《素问·玉机真藏论》称为"夏脉如钩"。这种脉象又如洪水奔流的波涛，急升而缓降，也称为"洪脉"。因夏季与心相应，故钩脉又称"心脉"。

● 长夏

万物生长已过，进入化育阶段，人体脉象则相应变缓。因长夏与脾相应，缓脉又称为"脾脉"。

● 秋

秋为燥金之气当令，阳气渐衰，万物生机应之而收敛。人体脉势相应洪盛也减，虽逐步趋向收敛，但仍带有扩张的余势，故脉象表现轻虚而浮，《素问·玉机真藏论》称为"秋脉如浮"。由于秋脉应指轻如毛，因此又称为"毛脉"。因秋季与肺相应，故毛脉又称"肺脉"。

● 冬

冬季为寒冷闭藏之令，万物都趋于潜藏。人体受这个季节气候的影响，则呈阴盛于外而阳藏于内的生理状态，相应脉气的来势沉而搏指，《素问·玉机真藏论》称为"冬脉如营"，或称"石脉"。因冬季与肾相应，故石脉又称为"肾脉"。

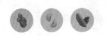

简单了解特殊脉

妇女脉

妇女有经、带、胎、产的生理特征和相关疾病，所以就会出现有关这方面的生理病理的特有脉象。

月经脉诊法

月经将至，或正值行经期，脉多浮滑有力，尤以两尺部明显，或左侧关尺部脉突然较右手关、尺浮滑，口不苦，不发热，腹不胀满，此为经期或月经将至之常脉。若滑数有力者，为冲任伏热，多见于月经先期、月经过多或经行吐衄。

带下脉诊法

带下病多以脾湿所致，故脉多滑或濡。若滑数或弦数，多主湿热，带下色黄秽臭，可兼有外阴瘙痒。若见沉迟而滑，主寒湿盛，故带下清稀。若沉细而弱，主阳气不足，故带下清稀量多。

妊娠脉诊法

妇人婚后，月经停止，脉来滑数冲和，兼见偏食，或见清晨呕恶者，是怀孕的早期征象。若午间睡起，脉见滑疾有力者，不可断为胎孕之脉。《素问·阴阳别论》中说："阴搏阳别，谓之有子。"

死胎、活胎脉诊法

凡妊娠必有阳气动于丹田，脉见沉而有力，是阳气充足、温养胎形之征。如果脉象沉涩，则是精血不足，胎元便会受到影响。所以沉按脉象仍然滑而有力，是主有阳气的活胎；如果沉而涩滞或无力，是丹田阳气衰绝，胎元失温而成死胎。

小儿脉

小儿脉与成人有较大区别。小儿寸口部位短小，寸、关、尺三部难分，加之小儿容易哭闹骚动，脉象特征难于把握，故诊小儿脉时，当用一指定三关的诊脉方法，可以减少上述不利因素对诊脉造成的影响。

一指总候三关的诊脉方法

即用左手握住小儿手，用右手拇指按在小儿掌后高骨脉位上，分三部以定息数。对4岁以上的小儿，则以高骨中线为关，用一指向远心端和近心端转滚寻觅三部；7~8岁可挪动拇指诊三部；9~14岁，可次第下指，诊寸、关、尺三部；14岁以上，可按成人三部诊法进行。此外，所列诊小儿之脉的布指方法仅是就一般情况而言，由于儿童发育阶段的个体差异很大，因此布指时要视儿童身形发育的具体情况而定。

小儿脉象特征及主病

3岁以下，一息七八至为平脉；5~6岁时，一息六至为平脉；7岁以上，一息六至为数脉，四至五至为迟脉。只诊浮沉、迟数、强弱、缓急，以辨别阴阳、寒热、表里、虚实，不详求二十八脉。浮、数为阳；沉、迟为阴；强弱可测虚实；缓急可辨邪正。数主热，迟主寒。沉滑主痰食，浮滑主风痰。紧主寒，缓主湿，大小不齐是为滞。小儿肾气未充，形气未盛，脉气止于中候。无论脉位沉浅，重按多不见。如若重按仍见，便与成人之牢脉同论。

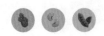
如何判断脉象对应的疾病

正常脉象——胃、神、根

正常脉象又称平脉或常脉。学习和运用脉诊方法，必须先掌握正常脉象的形态特点、生理性变异等，然后才能知常达变、以常衡变，进一步辨别病脉。正常脉象的形态是三部有脉，一息四至或五至，不沉不浮，不大不小，不急不徐，从容和缓，柔和有力，节律整齐，尺脉虽沉但重按有力，并随生理活动和气候环境的不同而有相应的正常变化。正常脉象应具备三个主要特点，即有胃、有神、有根。

有胃

胃为水谷之海、后天之本，是营卫气血化生之源。人体卫气营血、脏腑经络等一切生机的进行均取决于胃气的有无。有胃气的脉象，历来说法很多，但总以脉象不浮不沉、不快不慢、从容和缓、节律一致，是为有胃气之脉，其中柔和有力为主要标志。即使是病脉，不论浮沉迟数，但有柔和有力之象，便有胃气。

有神

脉贵有神，心主血而藏神，脉为血之府，血气充足，心神健旺，脉象自然有神。脉神的形态特征是节律整齐、从容柔和，但节律是判断脉神的主要依据。即使微弱的脉，微弱之中不至于节律紊乱者是为有神；弦实之脉，在弦实之中仍有节律者均为有神。总之，脉之有胃、有神，都有柔和、从容、整齐的特点，脉胃、脉神密切相关，有胃之脉必然有神，无神之脉必无胃气，所以有胃、有神的脉象形态特征是一致的。有神是脉象的基本特征，诊脉时应当重视察神。察脉之神的有无，其意义不仅在于辨其形态的常和变，更是要通过形态的变化辨脉神的多少和有无，从而测知疾病的吉凶进退。

有根

三部脉沉取有力，或尺脉沉取有力，就是有根的脉象形态。或病中肾气犹存，先天之本未绝，尺脉沉取尚可见，便是有生机；若脉浮大散乱，按之则无，则为无根之脉，为元气离散，标志病情危笃。

肾为先天之本，是人体脏腑组织功能活动的原动力，人身经脉气血的运行全靠肾间动气以为生发。肾气足，生机旺盛，气血经脉流畅，脉象必然有根。有根之脉的特征有两说：一谓尺脉候肾，无论何种病脉，惟尺脉沉取，应指有力，就是有根的脉象；另一说认为，无论寸、关、尺三部，只要沉取应指有力者，都是有根的脉象，因为沉取就是候肾之元气。两说虽有差别，但都基于肾主藏精，为人身元气之根，是生气之源、生命之根的缘故。

综上所述，脉之有胃、有神、有根的特点，实乃精、气、神在脉象中的综合反映，辨识其常变颇有实际意义。

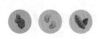

相兼脉——几种脉象的混合出现

疾病是很复杂的，在病变过程中，由于机体的正气有盛衰不同，致病因素可以是多种邪气相互夹杂伤人，病变性质和病位也是不断地变化，所以临床上见到的病脉往往不是单一的脉象，而是两种或两种以上的脉同时出现。况且在二十八脉中，有些脉本身就是由几种单脉合成的复合脉象。如弱脉就是由虚、沉、小三脉合成，牢脉由沉、实、弦、大、长五脉复合而成。此处所说的相兼脉，是指上述二十八脉中，只要不是性质完全相反的，如浮与沉、数与迟、滑与涩、虚与实、洪与微，均可能在病情变化中兼夹出现而构成相兼脉。

- 浮紧脉主外感寒邪之表寒证，或风寒痹病疼痛。

- 浮缓脉主风邪伤卫，营卫不和的太阳中风证。

- 浮数脉主风热袭表的表热证。

- 浮滑脉主表证挟痰，常见于素体多痰湿而又感受外邪者。

- 沉迟脉主里寒证。

- 沉弦脉主肝郁气滞，或水饮内停。

- 沉涩脉主血瘀，尤常见于阳虚而寒凝血瘀者。

- 沉缓脉主脾肾阳虚，水湿停留诸证。

- 沉细数脉主阴虚内热或血虚。

- 弦紧脉主寒主痛，常见于寒滞肝脉，或肝郁气滞，两胁作痛等病症。

- 弦数脉主肝郁化火或肝胆湿热、肝阳上亢。

- 弦滑数脉多见于肝火挟痰，肝胆湿热或肝阳上扰，痰火内蕴等症。

- 弦细脉主肝肾阴虚或血虚肝郁，或肝郁脾虚等症。

- 滑数脉主痰热、湿热或食积内热。

- 洪数脉主气分热盛，多见于外感热病。

同中求异——相似脉象与主病

共同特点为轻取即得

- 浮脉脉象特点：举之有余，按之不足，主表证，亦见于虚阳浮越证。

- 洪脉脉象特点：脉体阔大，充实有力，来盛去衰，主热盛。

- 濡脉脉象特点：浮细无力而软，主虚证、湿困。

- 散脉脉象特点：浮取散漫而无根，伴至数或脉力不匀。主元气离散，脏气将绝。

- 芤脉脉象特点：浮大中空，如按葱管，主失血、伤阴之际。

- 革脉脉象特点：浮而搏指，中空边坚，主亡血、失精、半产、崩漏。

共同特点为一息不足四至

- 迟脉脉象特点：一息不足四至，主寒证，亦见于邪热结聚。

- 缓脉脉象特点：一息四至，脉来怠缓，主湿病、脾胃虚弱，亦见于平人。

- 涩脉脉象特点：往来艰涩，迟滞不畅，主精伤、血少、气滞、血瘀、痰食内停。

- 结脉脉象特点：迟而时一止，止无定数，主阴盛气结、寒痰瘀血、气血虚衰。

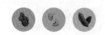

共同特点为重按始得

- 沉脉脉象特点：轻取不应，重按始得，主里证。

- 伏脉脉象特点：重按推至筋骨始得，主邪闭、厥病、痛极。

- 弱脉脉象特点：沉细无力而软，主阳气虚衰、气血俱虚。

- 牢脉脉象特点：沉按实大弦长，主阴寒内积、疝气、症积。

共同特点为一息五至以上

- 数脉脉象特点：一息五至以上，不足七至，主热证，亦主里虚证。

- 疾脉脉象特点：脉来急疾，一息七八至，主阳极阴竭、元气欲脱。

- 促脉脉象特点：数而时一止，止无定数，主阳热亢盛、瘀滞、痰食停积、脏气衰败。

- 动脉脉象特点：脉短如豆，滑数有力，主疼痛、惊恐。

共同特点为应指无力

- 虚脉脉象特点：举按无力，应指松软，主气血两虚。

- 细脉脉象特点：脉细如线，应指明显，主气血俱虚、湿证。

- 微脉脉象特点：极细极软，似有似无，主气血大虚、阳气暴脱。

- 代脉脉象特点：迟而中止，止有定数，主脏气衰微、疼痛、惊恐、跌仆损伤。

- 短脉脉象特点：首尾俱短，不及本部，有力主气郁，无力主气损。

共同特点为应指有力

- 实脉脉象特点：举按充实而有力，主实证，亦见于平人。

- 滑脉脉象特点：往来流利，应指圆滑，主痰湿、食积、实热，亦见于青壮年、孕妇。

- 弦脉脉象特点：端直以长，如按琴弦，主肝胆病、疼痛、痰饮等，亦见于老年健康者。

- 紧脉脉象特点：绷急弹指，状如转索，主实寒证、疼痛、宿食。

- 长脉脉象特点：首尾端直，超过本位，主阳证、热证、实证，亦见于平人。

- 大脉脉象特点：脉体宽大，无汹涌之势。大而有力主邪热实证；大而无力主虚损，气不内守之证。

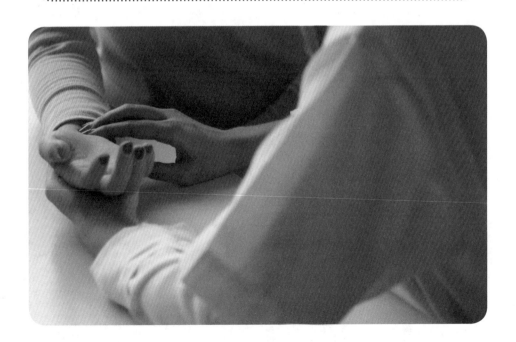

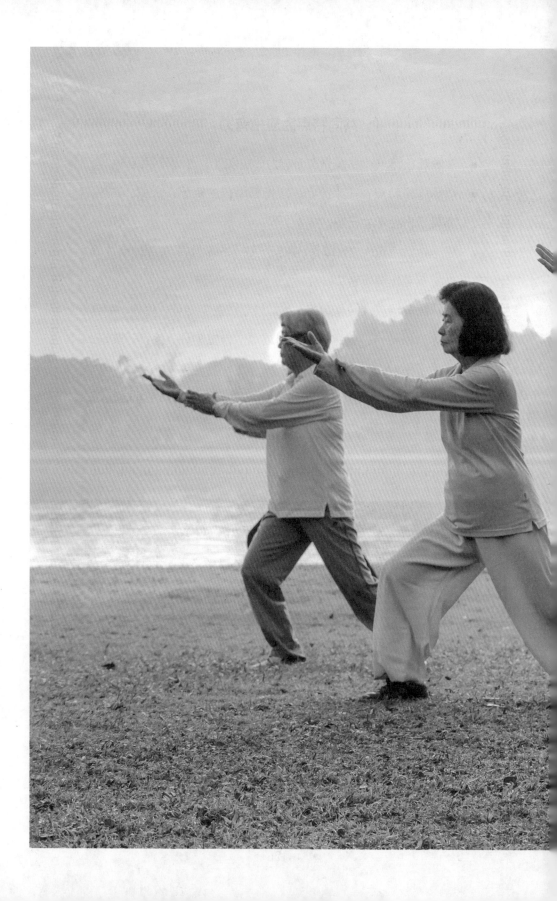

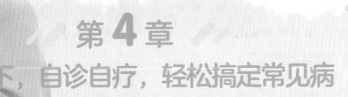

第 **4** 章
三管齐下，自诊自疗，轻松搞定常见病

针对生活中的多种常见病症，本章将教会你如何通过脉象来判断病症，从而通过面部、手部及其他部位穴位疗法，帮助您改善症状、减轻病痛，健康享受每一天。

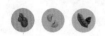

感冒

感冒有狭义和广义之分：狭义上指普通感冒，是一种轻微的上呼吸道（鼻及喉部）病毒性感染；广义上还包括流行性感冒，一般比普通感冒更严重，额外的症状包括发热、冷颤及肌肉酸痛，全身性症状较明显。感冒时忌食油腻荤腥及甘甜食品；不宜食辣椒、羊肉等辛热食物，以免伤气灼津、助火生痰；忌饮酒和浓茶。

脉象辨证型

脉浮紧——风寒型

症状： 后脑疼，连带颈部转动不灵活，或有目眶疼痛，怕寒怕风，不发热或者发热不明显，无汗，周身酸痛，乏力。鼻塞声音重，如果有鼻涕则是清涕，白色或稍微带点黄色。舌无苔或薄白苔。

脉浮数——风热型

症状： 喉咙痛，通常在感冒症状之前就痛；如果有痰，通常是黄色或带黑色；若流鼻涕则是浓涕，通常黄色。有的人有便秘、身热、口渴、心烦的症状，有的人是在感冒前就有便秘的现象。舌质通常比较红，舌苔带点黄色，也有可能是白色的。

脉濡数——暑邪袭表型

症状： 症见发热，汗出热不解，鼻塞，时流浊涕，头痛无汗，肢体倦怠乏力，咳嗽咳痰无力，舌质淡，苔薄白。

穴位疗法

◎ 风池穴

取穴方法：当枕骨之下，与风府相平，胸锁乳突肌与斜方肌上端之间的凹陷处。

按摩方法：将拇指和食指、中指相对呈钳形拿捏风池穴。

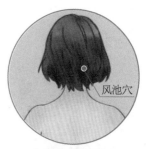

◎ 迎香穴

取穴方法：位于鼻翼外缘中点旁，当鼻唇沟中。

按摩方法：用食指指腹点按迎香穴，以重刺激手法操作。

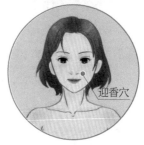

◎ 合谷穴

取穴方法：位于手背，第1、2掌骨间，当第2掌骨桡侧的中点处。

按摩方法：将拇指和食指两指相对置于合谷穴上，用掐法掐按合谷穴。

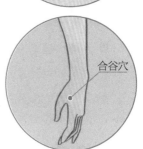

◎ 少商穴

取穴方法：位于手拇指末节桡侧，距指甲角0.1寸（指寸）。

按摩方法：采用掐法掐按少商穴1～2分钟，以局部酸痛为宜。

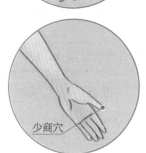

◎ 肺反射区

取穴方法：位于双手掌面，横跨第2～5掌骨，靠近掌指关节区域。

按摩方法：采用掐法掐按肺反射区1～2分钟，以局部酸痛为宜。

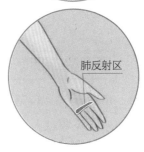

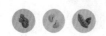

咳嗽

咳嗽是一种呼吸道常见的突发性症状，由气管、支气管黏膜或胸膜受炎症、异物、物理或化学性刺激引起。咳嗽时先是声门关闭，呼吸肌收缩，肺内压升高，然后声门张开，肺内空气喷射而出，通常伴随着声音。咳嗽病因很多，必须及时查明，才能根治。

加强锻炼，多进行户外活动，提高机体抗病能力。气候转变时及时增减衣服，防止过冷或过热。少带小儿去拥挤的公共场所，减少感染机会。经常开窗，流通新鲜空气。

俗话说："三分治，七分养。"对咳嗽的治疗，应加强饮食调护，注意食补养肺。可以适当进食一些养阴生津之品，如百合、蜂蜜、梨、莲子、银耳、葡萄，以及各种新鲜蔬菜等柔润食物，少吃辛辣燥热之品。

脉象辨证型

脉浮或浮紧——风寒型

症状： 咳嗽的声音比较重，咽喉痒，咳出的痰较稀薄，痰的颜色是白色的。大多数兼有鼻塞不通的状况，鼻涕为清涕。头痛，肢体感觉酸痛，怕冷，或见发热，无汗。感冒后遗留咳嗽者，证多属虚，因肺脏气机尚未恢复调和。

脉浮紧或浮滑——风热型

症状： 咳嗽频繁、剧烈，气粗或咳嗽的声音沙哑，喉咙干燥、咽喉疼痛，咳痰不爽或无痰，痰是黏稠或稠黄的，咳嗽时有出汗的现象。或有鼻涕为黄色，口渴，头痛，肢体酸软，怕风，身体发热。

脉濡数——痰湿蕴肺型

症状： 咳嗽反复发作、咳声重浊、胸闷气憋，尤以晨起咳甚，痰多，痰黏腻或稠厚成块，色白或带灰白色，痰出则憋减咳缓。

穴位疗法

◎ 太渊穴

取穴方法：位于腕掌侧横纹桡侧，桡动脉的桡侧凹陷中。

按摩方法：采用按压法按压太渊穴片刻，然后松开，反复5~10次。

◎ 少商穴

取穴方法：位于手拇指末节桡侧，距指甲角0.1寸（指寸）。

按摩方法：采用掐法掐按少商穴1~2分钟，以局部酸痛为宜。

◎ 肺反射区

取穴方法：位于双手掌侧，横跨第2~5掌骨，靠近掌指关节区域。

按摩方法：采用指按法按压肺反射区1~2分钟，以局部有酸痛感为宜。

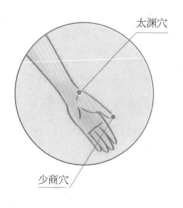

太渊穴

少商穴

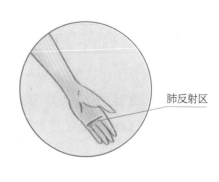

肺反射区

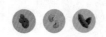

肺炎

肺炎是肺炎链球菌、葡萄球菌等细菌引起的急性炎症，临床上以突发寒战、高热、胸痛、咳嗽为其特点。以20～40岁的青壮年和小儿患病较多，冬春季发病率较高。机体免疫功能正常时，肺炎链球菌是寄居在口腔及鼻咽部的一种菌群，其带菌率常随年龄、季节及免疫状态的变化而有差异。而当患者因受凉、淋雨、疲劳、醉酒、病毒感染等导致机体免疫功能受损时，有毒性的肺炎链球菌入侵人体而致病。体温通常在数小时内升至39~40℃，患侧胸痛，可放射至肩部或腹部，咳嗽或深呼吸时加剧；痰少，可带血或呈铁锈色，偶有恶心、腹痛或腹泻，易被误诊为急腹症。

脉象辨证型

脉浮数——邪袭肺卫型

症状：有发病急骤、发热、风寒、无汗或少汗、头痛、咳嗽、咽痛、鼻塞、流涕、口微渴、舌尖红、舌苔薄黄等症状，需通过辛凉透表、清宣肺卫的方法进行治疗，常用方剂有银翘散加减。

脉滑数——痰热壅肺型

症状：常见的症状有身热汗出、咳嗽、咳黄稠痰，或痰呈铁锈色，伴有胸闷痛、呼吸急促、口干、烦躁、饮水多、舌红苔黄等症状，需通过清热化痰、下气止咳的方式进行治疗，常用方剂为麻杏石甘汤加减。

脉细数——热毒内陷型

症状： 表现为高热不退、汗出多、喘憋、胸闷、痰多难出，甚至出现神志昏蒙、烦躁、舌红、苔黄干燥，需通过清热解毒、化痰泻热、养阴生津的方式进行治疗，常用清热汤、安宫牛黄丸、至宝丹等药物。

脉滑——正虚邪恋型

症状： 表现为高热已退，但出现疲倦、乏力、少许咳嗽、少痰、进食差、腹胀、舌淡红、苔白腻等症状，此时可通过扶正祛邪的方法进行治疗，可以选用的方剂有竹叶石膏汤。

穴位疗法

◎ 肺俞穴

取穴方法：位于背部，当第3胸椎棘突下，旁开1.5寸。

按摩方法：将食指紧并于中指，手指前端放于肺俞穴上，环形按揉。

◎ 云门穴

取穴方法：位于肩胛骨喙突上方，锁骨下窝凹陷处，距前正中线6寸。

按摩方法：食指、中指、无名指紧并，放于云门穴上揉按。

◎ 膻中穴

取穴方法：位于胸部，当前正中线上，平第4肋间，两乳头连线的中点。

按摩方法：将食指、中指、无名指并拢，三指指腹放于膻中穴上按揉。

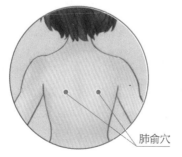

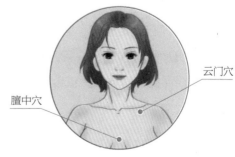

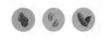

哮喘

中医认为哮喘是由于宿痰伏肺，遇诱因引发，导致痰阻气道、气道挛急、肺失肃降、肺气上逆所致的发作性痰鸣气喘疾患。发作时喉中哮鸣有声，呼吸气促困难，甚则喘息不能平卧，缓解后则如常人。哮喘患者急性发作期，建议去医院治疗。多数哮喘患者接受规范化治疗后，很快症状就会得到缓解，肺功能也会逐步得到改善。但哮喘是一种慢性疾病，很多患者需要长期治疗。哮喘治疗方案的制定、变更，药物的减量、停用，都应该在医生的指导下进行，切忌自行决定，否则很可能导致前期治疗效果的丧失和疾病的加重。

脉象辨证型

脉细弱——肺脾气虚型

症状： 倦怠易劳累，无力易疲乏，呼吸气短，话语声音低沉，喉中有轻度哮鸣，若有痰则多色白质稀，轻微活动或不活动即有汗出，常易感冒，食少，大便质较稀。舌质较淡，苔白。

脉细而数——肺肾两虚型

症状： 呼吸气短急促，活动后加剧，喉中有轻度哮鸣，若有痰则黏腻有泡沫，耳鸣，腰酸腿软，易疲劳；或有手脚心热、汗出，两颊潮红，口干喜饮；舌苔淡而白，舌体胖；或舌质红，苔少，舌体细瘦。

脉滑数——痰热壅肺型

症状： 呼吸气促，喉中哮鸣有声，喘息气粗，胸部紧闷，痰多黏稠色黄；烦躁不安，身热有汗，渴喜冷饮，面红，咽干，便秘；舌质红、苔黄腻。

穴位疗法

◎ 孔最穴

取穴方法：位于前臂掌面桡侧，尺泽与太渊连线上，腕横纹上7寸。

按摩方法：采用弹拨法弹拨孔最穴100～200次，以局部有酸胀感为宜。

◎ 太渊穴

取穴方法：位于腕掌侧横纹桡侧，桡动脉的桡侧凹陷中。

按摩方法：采用按压法按压太渊穴片刻，然后松开，反复5～10次。

◎ 定喘穴

取穴方法：位于脊柱区，横平第7颈椎棘突下，后正中线旁开0.5寸。

按摩方法：采用按压法按压定喘穴片刻，然后松开，反复5～10次。

◎ 肾上腺反射区

取穴方法：位于双手掌面第2、3指骨之间，距离第2、3指骨头1.5～2.0厘米处。

按摩方法：采用指揉法按揉肾上腺反射区1～2分钟，以局部酸痛为宜。

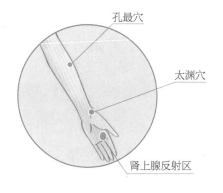

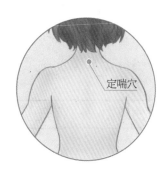

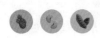

过敏性鼻炎

过敏性鼻炎又称"变态反应性鼻炎"，是一些特殊体质的人接触某些物质后所发生的异常反应。中医学称"鼻鼽"。过敏性鼻炎常由植物花粉作为季节性变应原引起，如树木、野草、农作物。在花粉播散季节，大量花粉随风飘浮，吸入呼吸道引发本病，故又称"花粉症"。常年性过敏性鼻炎则由与人起居密切相关的常年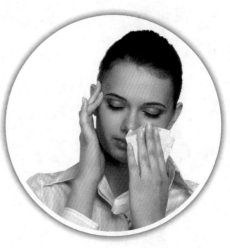

性变应原引起，如居室内尘土、屋尘螨虫、真菌、动物皮屑、羽毛、棉絮等。主要症状有眼睛发红、发痒及流泪；鼻痒，鼻涕多，感染时为脓涕；鼻腔不通气，耳闷；打喷嚏；嗅觉下降或者消失等。

脉象辨证型

脉虚弱——肺虚感寒型

症状：鼻塞，鼻痒，喷嚏频频，清涕如水，嗅觉减退，畏风怕冷，自汗，气短懒言，语声低怯，面色苍白，或咳嗽痰稀。舌质淡，舌苔薄白。下鼻甲肿大光滑，鼻黏膜淡白或灰白，鼻道可见水样分泌物。

脉弱无力——脾气虚弱型

症状：鼻塞，鼻痒，清涕连连，喷嚏突发，面色萎黄无华，消瘦，食少纳呆，腹胀便溏，四肢倦怠乏力，少气懒言，舌淡胖，边有齿痕，苔薄白。下鼻甲肿大光滑，黏膜淡白或灰白，有水样分泌物。

脉沉细无力——肾阳亏虚型

症状： 鼻塞，鼻痒，喷嚏频频，清涕长流。面色苍白，形寒肢冷，腰膝酸软，神疲倦怠，小便清长，或见遗精早泄，或见黑眼圈。舌质淡，苔白。下鼻甲肿大光滑，黏膜淡白，鼻道有水样分泌物。

脉数——肺经伏热型

症状： 鼻痒，喷嚏频作，流清涕，鼻塞，常在闷热天气发作。全身或见咳嗽，咽痒，口干烦热，舌质红，苔白或黄。鼻黏膜色红或暗红，鼻甲肿胀。

穴位疗法

◎ 中府穴

取穴方法：位于胸前壁的外上方，平第一肋间隙，距前正中线6寸。
按摩方法：用拇指在中府穴上用力向下按压，力度由轻至重。

◎ 迎香穴

取穴方法：位于鼻翼外缘中点旁，当鼻唇沟中。
按摩方法：用食指轻轻点按迎香穴，以顺时针方向做回旋揉动。

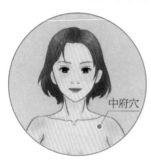
中府穴

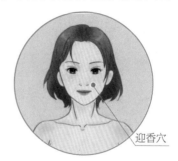
迎香穴

◎ 印堂穴

取穴方法：位于额部，当两眉头之中间。

按摩方法：用拇指和食、中两指相对，挟提印堂穴，力度适中。

◎ 列缺穴

取穴方法：位于前臂桡侧缘，桡骨茎突上方，腕横纹上1.5寸。

按摩方法：采用揉按法揉按列缺穴100~200次，以局部有酸胀感为宜。

◎ 太渊穴

取穴方法：位于腕掌侧横纹桡侧，桡动脉的桡侧凹陷中。

按摩方法：采用按压法按压太渊穴片刻，然后松开，反复5~10次。

◎ 鼻反射区

取穴方法：位于双手掌侧拇指末节指腹桡侧面的中部。

按摩方法：采用指按法按压鼻反射区1~2分钟，以局部酸痛为宜。

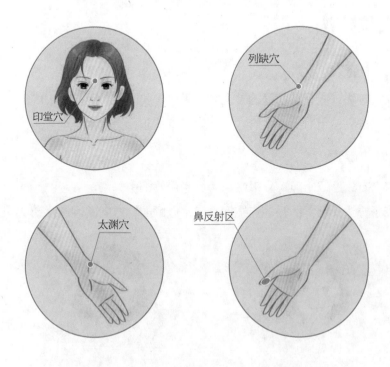

慢性胃炎

慢性胃炎是多种不同病因引起的胃黏膜慢性炎症，常伴有上皮损伤、黏膜炎症反应和上皮再生。胃炎是最常见的消化系统疾病之一。胃炎患者要慎用、忌用对胃黏膜有损伤的药物，长期滥用此类药物会使胃黏膜受到损伤，从而引起慢性胃炎及溃疡。要积极治疗口咽部感染灶，勿将痰液、鼻涕等带菌分泌物吞咽入胃而导致慢性胃炎。

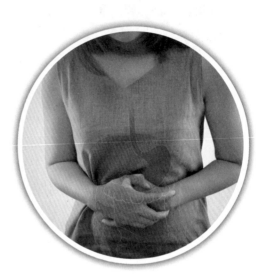

脉象辨证型

脉弦——气郁型

症状： 有长期的精神抑郁，易怒，或精神紧张，或忧思不解史，喜叹气，叹气后倍感舒适，症状常随情志变化而变化，肝气不条达，胃气无通路，阻滞胃脘，发为胃脘胀痛，且肝经行走于两胁肋部，故痛连及两胁，疼痛攻撑走窜。舌红，苔薄白。

脉虚弱——脾胃虚寒型

症状： 胃中寒冷，则脉络凝滞不通，发为胃脘隐痛，遇寒冷或饥饿时疼痛加剧，得温暖或进食后则缓解。喜温暖，喜按揉，或稍食生冷食物，即

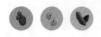

有腹泻、腹痛，或吐清水，伴有面色差，稍有活动即感神疲，手脚冰凉，怕冷，食少便稀。舌淡，苔白。

脉滑数——湿热中阻型

症状： 胃脘疼痛，嘈杂灼热，口干口苦，渴不欲饮，头重如裹，身重肢倦，纳呆恶心，小便色黄，大便不畅，舌质淡红、苔黄腻。

穴位疗法

◎ 中脘穴

取穴方法：位于上腹部，前正中线上，当脐中上4寸。

按摩方法：双手掌交叠放于中脘穴上，环形按揉，力度适中。

◎ 内关穴

取穴方法：位于前臂掌侧，腕横纹上2寸，掌长肌腱与桡侧腕屈肌腱之间。

按摩方法：用拇指指腹点按内关穴，力度由轻到重。

◎ 手三里穴

取穴方法：位于前臂背面桡侧，当阳溪与曲池连线上，肘横纹下2寸。

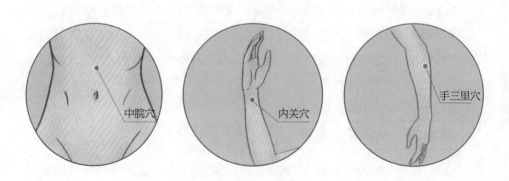

中脘穴　　　内关穴　　　手三里穴

按摩方法：用拇指指腹点按手三里穴，力度由轻到重。

◎ 大陵穴

取穴方法：位于腕掌横纹的中点处，当掌长肌腱与桡侧腕屈肌腱之间。

按摩方法：采用揉按法揉按大陵穴2～3分钟，以局部有酸胀感为宜。

◎ 合谷穴

取穴方法：位于第1、2掌骨之间，约当第2掌骨之中点。

按摩方法：采用掐按法掐按合谷穴，用力掐按数十次，力度由浅到深。

◎ 胃、脾、大肠反射区

取穴方法：位于手掌面，第1、2掌骨之间的椭圆形区域。

按摩方法：采用指揉法按揉胃、脾、大肠反射区1～2分钟，以局部酸痛为宜。

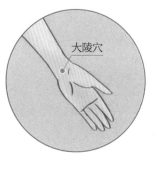
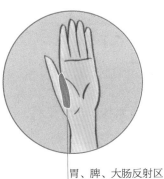
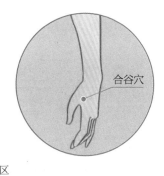

胃、脾、大肠反射区

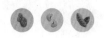

便秘

便秘是临床常见的复杂症状，而不是一种疾病，主要是指排便次数减少、粪便量减少、粪便干结、排便费力等。上述症状同时存在2种以上时，可诊断为症状性便秘。通常以排便频率减少为主，一般每2~3天或更长时间排便一次（或每周<3次）即为便秘。

脉象辨证型

脉滑数——肠胃积热型

症状： 大便干结，腹胀腹痛，面红身热，口干口臭，心烦不安，小便短赤，舌质红、苔黄燥。

脉细数——阴虚肠燥型

症状： 大便干结，如同羊屎状，形体消瘦，头晕耳鸣，两颧红赤，心烦少寐，潮热盗汗，腰膝酸软，舌质红、少苔。

脉弦——气机郁滞型

症状： 大便干结，或不甚干结，欲便不得出，或便而爽利，肠鸣腹胀，胸胁满闷，嗳气频作，食少纳呆，舌质淡、苔薄腻。

穴位疗法

◎ 气海穴

取穴方法：位于下腹部，前正中线上，当脐中下1.5寸。

按摩方法：食指、中指、无名指并拢，力度轻柔，环形按揉气海穴。

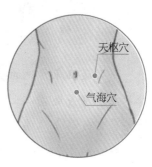

◎ 天枢穴

取穴方法：位于腹中部，距脐中2寸。

按摩方法：将食指、中指放于天枢穴上做双指按揉。

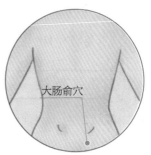

◎ 大肠俞穴

取穴方法：位于腰部，当第4腰椎棘突下，旁开1.5寸。

按摩方法：用拇指指腹揉按大肠俞穴，以皮肤潮红发热为佳。

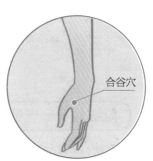

◎ 合谷穴

取穴方法：位于第1、2掌骨之间，约当第2掌骨之中点。

按摩方法：采用掐按法掐按合谷穴，用力掐按数十次，力度由浅到深。

◎ 劳宫穴

取穴方法：位于掌区，平第3掌指关节近端，第2、3掌骨之间偏于第3掌骨。

按摩方法：采用揉按法揉按劳宫穴2~3分钟，以局部有酸胀感为宜。

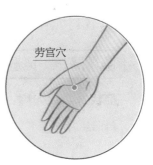

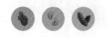

头痛

　　头痛是临床常见的症状，通常将局限于头颅上半部，包括眉弓、耳轮上缘和枕外隆突连线以上部位的疼痛统称为头痛。头痛病因繁多，神经痛、颅内感染、颅内占位病变、脑血管疾病、颅外头面部疾病，以及全身疾病如急性感染、中毒等均可导致头痛。发病年龄常见于青年、中年和老年。

脉象辨证型

脉沉弦有力——肝阳上亢型（实证）

　　症状：由于气血随肝阳上冲头目则有头掣痛，目赤或两目干涩，易迎风流泪，烦躁、容易发怒，面部有烘热，或兼有胁肋痛。另外，头痛有病在脏腑、阴阳、气血，也有病在经络。头痛发于头或单侧，为少阳经头痛；发于前额，为阳明经头痛；发于后头项部，为太阳经头痛；发于巅顶，为厥阴经头痛。

脉细弱——虚证

　　症状：头隐痛伴有头晕，时发时止，劳累加重，气短乏力，面色淡白，可伴有心悸、食欲不振。舌淡，苔薄。

脉濡滑——风湿犯头型

　　症状：头痛如裹，肢体困重，胸闷纳呆，小便不利，大便溏薄，舌质淡、苔白腻。

穴位疗法

◎ 头维穴

取穴方法：位于头侧部，当额角发际上0.5寸，头正中线旁开4.5寸。

按摩方法：将拇指指尖放于头维穴上，力度由轻渐重地揉按。

◎ 印堂穴

取穴方法：位于额部，当两眉头之中间。

按摩方法：食指与中指紧并，从鼻梁向额头方向推揉印堂穴。

◎ 百会穴

取穴方法：位于头部，当前发际正中直上5寸，或两耳尖连线的中点处。

按摩方法：将拇指放于百会穴上，以顺时针和逆时针方向揉按。

◎ 合谷穴

取穴方法：位于第1、2掌骨之间，约当第2掌骨之中点。

按摩方法：采用掐按法掐按合谷穴，用力掐按数十次，力度由浅到深。

◎ 列缺穴

取穴方法：位于前臂桡侧缘，桡骨茎突上方，腕横纹上1.5寸。

按摩方法：采用揉按法揉按列缺穴100～200次，以局部有酸胀感为宜。

◎ 大脑反射区

取穴方法：位于双手掌面拇指指腹全部。

按摩方法：采用指揉法按揉大脑反射区1～2分钟，以局部酸痛为宜。

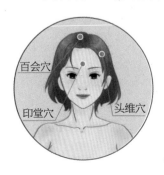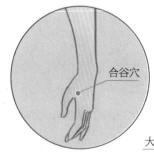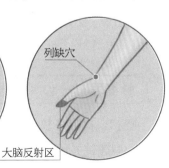

神经衰弱

神经衰弱属于心理疾病，是精神容易兴奋和脑力容易疲乏，常有情绪烦恼和心理、生理症状的神经症性障碍。主要临床症状有：注意力不集中，没有持久性，记忆力减退，失眠，不易入睡，入睡后多梦，头昏脑涨。病情加重时可见强光和声音刺激、头痛、眼花、耳鸣、腰酸背痛、心慌、气短、食欲不振等症状。

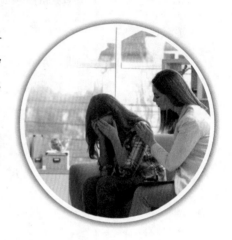

脉象辨证型

脉弦而数——肝火扰心型

症状： 失眠多梦，性情急躁易怒，不思饮食，口渴喜饮，目赤口苦，小便黄赤，大便秘结，舌红苔黄。

脉滑数——痰热扰心型

症状： 失眠、头部有沉重感，痰多胸闷，不欲饮食，吞酸恶心，心烦口苦，目眩，苔黄腻。

脉细弱——心脾两虚型

症状： 失眠多梦，心悸，眩晕，健忘，食少，大便稀溏，倦怠乏力，面色苍白或萎黄无华，舌淡苔薄。

脉细数——心肾不交型

症状： 心烦失眠、头晕头痛、心悸、健忘，伴耳鸣、腰膝酸软、五心烦热、口干、舌红少苔。

脉弦细——心胆气虚型

症状： 失眠多梦，易惊醒，胆怯心悸，遇事善惊，气短倦怠，小便清长，舌质淡。

穴位疗法

◎ 肺俞穴

取穴方法：位于背部，当第3胸椎棘突下，旁开1.5寸。

按摩方法：双手拇指自上而下推拿肺俞穴。

◎ 白环俞穴

取穴方法：位于骶部，当骶正中嵴旁1.5寸，平第4骶后孔。

按摩方法：用手掌自上而下推拿白环俞穴。

◎ 涌泉穴

取穴方法：位于足底部，蜷足时足前部凹陷处，约当足底2、3趾趾缝纹头端与足跟连线的前1/3与后2/3交点上。

按摩方法：用手掌来回搓擦涌泉穴，以有热感为度。

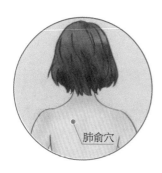
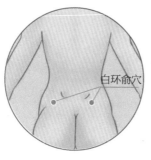
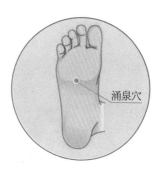

◎ 神门穴

取穴方法：位于腕部，腕掌侧横纹尺侧端，尺侧腕屈肌腱的桡侧凹陷处。

按摩方法：采用指揉法按揉神门穴1~2分钟，以局部酸痛为宜。

◎ 劳宫穴

取穴方法：位于掌区，平第3掌指关节近端，第2、3掌骨之间偏于第3掌骨。

按摩方法：采用揉按法揉按劳宫穴2~3分钟，以局部有酸胀感为宜。

◎ 小脑、脑干反射区

取穴方法：位于双手掌面，拇指指腹尺侧，即拇指末节指骨近心端1/2尺侧缘。

按摩方法：采用指揉法揉按小脑、脑干反射区1~2分钟。

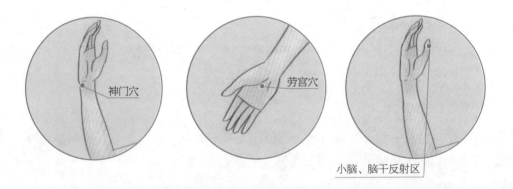

神门穴

劳宫穴

小脑、脑干反射区

失眠

失眠，中医称之为"不寐"或"不得眠"，是指不能获得正常睡眠的一类病症，主要表现为睡眠时间、深度的不足，轻者入睡困难，或寐而不酣，或时寐时醒，或醒后不能再寐，重者彻夜不寐。

有心脏疾患的人，最好向右侧卧，以免造成心脏受压而增加发病概率；脑部因血压高而疼痛者，应适当垫高枕位；肺系病人除垫高枕

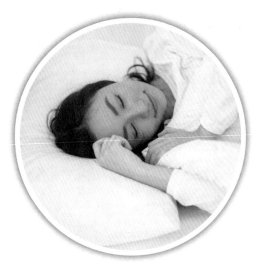

外，还要经常改换睡侧，以利痰涎排出；胃见胀满和肝胆系疾病者，以右侧卧睡眠为宜；四肢有疼痛处者，应力避压迫痛处而卧。总之，选择舒适、有利于病情的睡位，有助于安睡。

脉象辨证型

脉细而数——阴虚火旺型

症状： 会有心火亢盛证，如心中烦躁，难以入睡，失眠，多梦。舌红，舌体尖小，少苔。

脉弦涩——气血两虚型

症状： 长期的劳思劳力导致心血不足，心神失于濡养，则入夜难以入

睡，多梦易醒；心肌供血不足，则有心跳加剧，心慌不安；若脾胃虚弱，则有食少，神疲易倦怠，面色少华等。舌质淡红，苔薄白。

脉滑数——痰热内扰型

症状：胸闷心烦不寐，泛恶，嗳气，并伴见头重目眩，口苦，舌质红、苔黄腻。

穴位疗法

◎ 印堂穴

取穴方法：位于额部，当两眉头之中间。

按摩方法：将食指、中指并拢点按印堂穴，以有酸胀感为度。

◎ 太阳穴

取穴方法：位于颞部，当眉梢与目外眦之间，向后约一横指的凹陷处。

按摩方法：用拇指指尖放于太阳穴上，力度由轻渐重地揉按。

◎ 少海穴

取穴方法：位于肘横纹内侧端与肱骨内上髁连线的中点处。

按摩方法：将拇指指尖放在少海穴上，适当用力掐按1分钟。

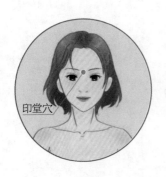
印堂穴

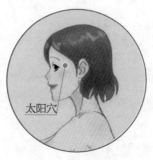
太阳穴

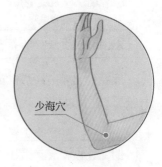
少海穴

◎ 神门穴

取穴方法：位于腕部，腕掌侧横纹尺侧端，尺侧腕屈肌腱的桡侧凹陷处。

按摩方法：采用指揉法按揉神门穴1~2分钟，以局部酸痛为宜。

◎ 内关穴

取穴方法：位于前臂掌侧，当曲泽与大陵连线上，腕横纹上2寸。

按摩方法：采用揉按法稍用力揉按内关穴3~5分钟，以局部有酸痛感为宜。

◎ 甲状腺反射区

取穴方法：位于双手掌面第1掌骨近心端起至第1、2掌骨间，转向拇指方向至虎口边缘连成带状区域。

按摩方法：采用指揉法按揉甲状腺反射区1~2分钟。

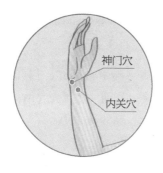
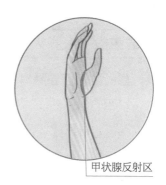

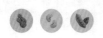

高血压

高血压患病率极高，被称为人类健康的"隐形杀手"，可损害人体重要内脏器官，如心、脑、肾等，引发脑出血、脑梗死等严重疾病。世界卫生组织（WHO）提出，收缩压大于或等于140毫米汞柱或舒张压大于或等于90毫米汞柱即可诊断为高血压。高血压病要尽早发现，尽早治疗。当平时出现头晕、头涨或头痛时，一定要及时测量血压，如果血压过高，则应及早就医。

脉象辨证型

脉数或弦数——肝火偏旺型

症状：患者多性情急躁易动怒，怒则头痛、头晕，面红、目红，或有口干喜冷饮，口苦食饭不香，或食肥甘厚味，嗜酒抽烟，平素有便秘、尿黄的现象出现。舌红，苔黄。

脉细数——阴虚阳亢型

症状：患者肝阳上亢，气血充斥头目则头痛头晕；肾开窍于耳，肾阴亏虚，耳目失于濡养则耳鸣、眼花；而腰为肾之府，腰府失养则腰酸腰痛；肾主骨生髓，肾亏则骨质失养疏松，膝关节疼痛，双腿绵软无力，所以有头重脚轻之症；夜晚失眠多梦，眼花，头重脚轻，腰膝酸软。舌红干、少津，苔少或无苔。

脉沉细无力——阴阳两虚型

症状：患者可能有头晕、目花、腰膝酸软无力、面色苍白、心悸气短、神脾乏力、大便溏薄，男性则有阳痿、遗精、四肢怕冷。舌质淡。

穴位疗法

◎ 百会穴

取穴方法：位于头部，当前发际正中直上5寸，或两耳尖连线的中点处。

按摩方法：用拇指指腹由轻渐重地按揉百会穴。

◎ 曲池穴

取穴方法：位于肘横纹外侧端，屈肘，当尺泽与肱骨外上髁连线中点。

按摩方法：将拇指指尖放于曲池穴上，由轻渐重地揉按。

◎ 神门穴

取穴方法：位于腕部，腕掌侧横纹尺侧端，尺侧腕屈肌腱的桡侧凹陷处。

按摩方法：将拇指指腹放于神门穴上按揉，其余四指附于腕关节处。

◎ 阳溪穴

取穴方法：位于腕背横纹桡侧，当拇短伸肌腱与拇长伸肌腱之间的凹陷中。

按摩方法：采用揉按法揉按阳溪穴1～2分钟，以局部有酸胀感为宜。

◎ 阴郄穴

取穴方法：位于前臂掌侧，当尺侧腕屈肌腱的桡侧缘，腕横纹上0.5寸。

按摩方法：采用揉按法揉按阴郄穴1～2分钟，以局部有酸胀感为宜。

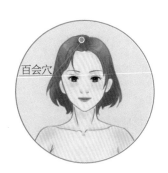

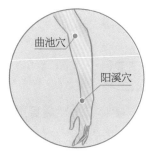

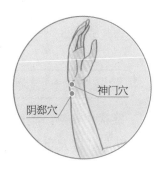

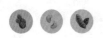

高脂血症

高脂血症属于中医的痰湿证范畴，发病原因一方面是由于日常嗜食肥甘厚味、嗜饮浓茶烈酒，经脾胃化生，形成痰湿膏脂，经脾胃运化，肺气宣发，流入皮下形成脂肪，流入脉管，形成血脂；另一方面是由于情志不遂、肝郁气滞，或思虑过度等因素导致脾胃损伤，脾失健运，痰湿积聚于皮下形成脂肪，积聚于脉管，形成血脂。

脉象辨证型

脉细数或沉细无力——肾阴阳两虚型

症状：肾阳亏虚可致脾失健运、痰浊内蕴，继而发病。症见腰膝酸软冷痛、畏寒肢冷、神疲乏力等症，舌淡苔白；肾阴虚以腰膝酸软、眩晕耳鸣、失眠多梦、形体消瘦、潮热盗汗、五心烦热等为主症，舌红少苔或无苔。

脉弦滑——痰湿型

症状：食少，不易饥饿，畏寒，形体偏胖，或易于倦怠，面色黯淡或苍白，口唇青紫或色淡，脘腹易胀满。

脉濡缓——湿阻中焦型

症状：头晕，头重如裹，嗜睡乏力，周身重，口中黏腻，腹满腹胀，食少纳呆呕恶，大便不实或泄泻，舌淡或有齿痕，舌苔白腻。

穴位疗法

◎ 内关穴

取穴方法：位于前臂掌侧，当曲泽与大陵连线上，腕横纹上2寸。

按摩方法：采用揉按法稍用力揉按内关穴3～5分钟，以局部有酸痛感为宜。

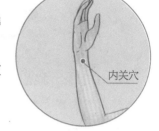

◎ 合谷穴

取穴方法：位于第1、2掌骨之间，约当第2掌骨之中点。

按摩方法：采用掐按法掐按合谷穴，用力掐按数十次，力度由浅到深。

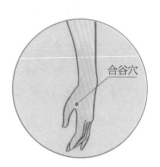

◎ 公孙穴

取穴方法：位于跖区，第一趾骨基底部的前下方，赤白肉际处。

按摩方法：采用揉按法稍用力揉按公孙穴3～5分钟，以局部有酸痛感为宜。

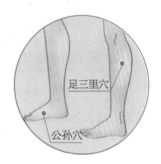

◎ 足三里穴

取穴方法：位于小腿前外侧，当犊鼻下3寸，距胫骨前缘一横指（中指）。

按摩方法：将拇指指尖放于足三里穴上，微用力压揉，以局部有酸胀感为宜。

◎ 中脘穴

取穴方法：位于上腹部，前正中线上，当脐中上4寸。

按摩方法：右手掌置于中脘穴上，往返摩擦。

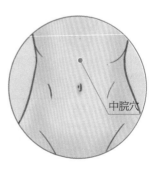

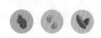

贫血

贫血是指全身循环血液中红细胞总量减少至正常值以下，成年男子的血红蛋白低于12.5g/dl，成年女子的血红蛋白低于11.0g/dl，可以认为有贫血。贫血在中医学中属"血虚"的范畴，多由于失血过多、饮食失衡以及慢性消耗（如慢性消耗性疾病）等因素引起的。由于心主血，肝藏血，所以在临床上，血虚主要与心、肝二脏联系密切。

脉象辨证型

脉细——心血虚型

症状：心悸怔忡，健忘，失眠多梦，面色淡白无华，唇甲色淡，肌肤枯槁无光泽，舌色淡、苔少。

脉细——肝血虚型

症状：头晕目眩，胁肋疼痛，肢体麻木，筋脉拘急，妇女月经不调，甚至闭经，面色无华，指甲苍白，两目干涩，舌质淡、苔少。

脉细弱——气血两虚型

症状：神疲乏力，面色苍白，唇甲色淡，少气懒言，心悸失眠，头晕目眩，食欲不振，大便溏薄，舌质淡、苔薄白。

穴位疗法

◎ 膻中穴

取穴方法：位于胸部，当前正中线上，平第4肋间，两乳头连线的中点。

按摩方法：将食指、中指、无名指并拢，三指指腹放于膻中穴上按揉。

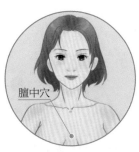

◎ 中脘穴

取穴方法：位于上腹部，前正中线上，当脐中上4寸。

按摩方法：右手掌置于中脘穴上，往返摩擦。

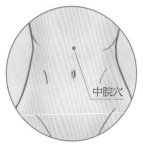

◎ 血海穴

取穴方法：屈膝，位于髌骨内侧端上2寸，当股四头肌内侧头的隆起处。

按摩方法：中指、食指并拢，按于血海穴上，以顺时针方向旋转按揉。

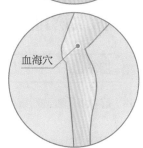

◎ 神门穴

取穴方法：位于腕部，腕掌侧横纹尺侧端，尺侧腕屈肌腱的桡侧凹陷处。

按摩方法：采用指揉法按揉神门穴1～2分钟，以局部酸痛为宜。

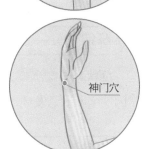

◎ 大陵穴

取穴方法：位于腕掌横纹的中点处，当掌长肌腱与桡侧腕屈肌腱之间。

按摩方法：采用揉按法揉按大陵穴2～3分钟，以局部有酸胀感为宜。

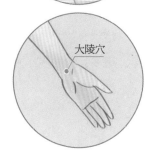

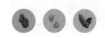

冠心病

冠心病是冠状动脉性心脏病的简称，以心绞痛及心肌梗死最为常见，以胸部压迫窒息感、闷胀感，疼痛剧烈多如压榨、烧灼，甚则胸痛彻背、气短、喘息不能卧、昏厥等为主要症状。本病好发于有家族病史、45岁以上男性、55岁以上或者绝经后的女性，以及有血脂异常、高血压、糖尿病、吸烟、肥胖、痛风、不运动等情况的人群。

脉象辨证型

脉弦涩——心血瘀阻型

症状： 胸部刺痛，固定不移，夜间更甚，时而心悸不宁，舌质紫暗，有瘀斑。

脉细弦——气滞心胸型

症状： 心胸满闷，隐隐作痛，一阵阵发作，疼痛固定不移，时欲叹息，常因情绪因素诱发或加重，或兼有胸脘胀闷，嗳气后则舒，苔薄白。

脉滑——痰浊闭阻型

症状： 胸闷疼痛有窒息感，痛引肩背，喘促气短，肢体沉重，身体肥胖，痰多，苔浊腻或白滑等。

脉沉紧或沉细——寒凝心脉型

症状： 胸痛牵掣背痛，喘息不能平卧，多因气候骤冷或骤感风寒而发病或加重，伴胸闷气短、心悸，面色苍白，舌苔薄白。

脉细弱无力或结代——气阴两虚型

症状： 胸闷隐痛，间歇性发作，心悸气短，倦怠乏力，面色苍白，头晕目眩、劳累后加重，舌质偏红，或有齿印。

穴位疗法

◎ 大椎穴

取穴方法：位于后正中线上，第7颈椎棘突下凹陷中。

按摩方法：将食指、中指并拢，用两指指腹放于大椎穴上，用力按揉。

◎ 心俞穴

取穴方法：位于背部，当第5胸椎棘突下，旁开1.5寸。

按摩方法：将食指、中指、无名指并拢放于心俞穴上点揉。

◎ 膻中穴

取穴方法：位于胸部，当前正中线上，平第4肋间，两乳头连线的中点。

按摩方法：将食指、中指、无名指并拢，三指指腹放于膻中穴上按揉。

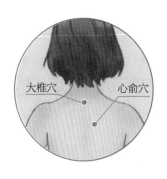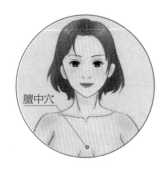

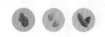

颈椎病

颈椎病又称颈椎综合征，是由于颈部长期处于紧张的工作状态，劳累过度，形成劳损，或颈椎及其周围软组织发生病理改变，如颈椎骨质增生、椎间隙变窄、椎间盘突出等，使得颈部神经、血管或脊髓受到压迫、刺激而导致的一组复杂的症候群。

要树立正确的心态，用科学的手段防治疾病，配合医生治疗，减少复发。加强颈肩部肌肉的锻炼，在工作空闲时，做头及双上肢的前屈、后伸及旋转运动，既可缓解疲劳，又能使肌肉发达、韧度增强，从而有利于颈段脊柱的稳定性，增强颈肩顺应颈部突然变化的能力。

脉象辨证型

脉弦紧——寒湿组络型

症状： 头痛，后枕部疼痛，颈项强硬，转侧不利，一侧或两侧肩背与手指麻木酸痛，或头痛牵涉至上背痛，颈肩部畏风寒、喜暖喜热，颈椎旁有时可以触及肿胀结节，伴有乏力、全身困重、胃口差等。舌淡，苔白腻或水滑。

脉弦涩——血瘀阻络型

症状： 头昏、眩晕、头痛，痛处固定，颈部酸痛或双肩疼痛，疼痛较剧烈，视物模糊，面色无华或暗，或伴有胸闷心悸。舌暗，舌面上可见瘀点，苔白。

脉弦——痰饮上逆型

症状： 患者有头晕、呕吐、头重、颈部僵硬、胸闷等症状，舌苔白腻。

穴位疗法

◎ 肩井穴

取穴方法：位于肩上，当大椎与肩峰端连线的中点。

按摩方法：将拇指、食指、中指相对呈钳状，放于肩井穴上捏揉。

◎ 大椎穴

取穴方法：位于后正中线上，第7颈椎棘突下凹陷处。

按摩方法：将食指、中指并拢，两指指腹放于大椎穴上，用力按揉。

◎ 陶道穴

取穴方法：位于背部，当后正中线上，第1胸椎棘突下凹陷中。

按摩方法：将食指、中指并拢，两指指腹放于陶道穴上，用力按揉。

◎ 后溪穴

取穴方法：位于手掌尺侧，微握拳，当小指本节后的远侧掌横纹头赤白肉际处。

按摩方法：采用掐按法掐按后溪穴1～2分钟，以局部有酸胀感为宜。

◎ 颈椎反射区

取穴方法：位于手背部，各掌骨背侧远端1/5处。

按摩方法：采用指按法按压颈椎反射区1～2分钟，以局部酸痛为宜。

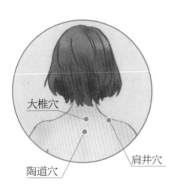

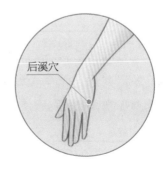

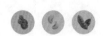

肩周炎

肩周炎又称肩关节周围炎，是肩关节周围软组织（关节囊、韧带等）的一种退行性炎性疾病。本病以前多发于50岁左右的中年人，故又称"五十肩"。随着工作压力和生活压力的加大，肩周炎发生年龄有所提前，临床可见很多30~40岁肩周炎患者。

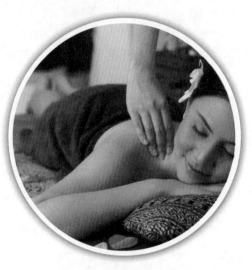

加强体育锻炼是预防和治疗肩周炎的有效方法，加强肩关节肌肉的锻炼可以预防和延缓肩周炎的发生和发展。据调查，肩关节肌肉发达、力量大的人群中，肩周炎发作的概率下降了很多，所以，肩关节周围韧带、肌肉的强大，对于肩周炎的治疗和恢复有着重要的意义。

脉象辨证型

脉浮紧——风寒组络型

症状：肩部疼痛，痛牵背部或颈项，关节活动轻度受限，恶风畏寒，复感风寒则疼痛加剧，得温则痛减，可伴有头晕、耳鸣。舌淡红，苔薄白。

脉弦涩——气血瘀滞型

症状：肩部疼痛，痛处固定不移，痛如针刺，痛势剧烈，以夜间为甚，肩关节活动受限明显，局部肿胀、青紫。舌暗，可见瘀斑、瘀点，苔白。

脉细弱——肝肾亏损型

症状： 可见头晕、目眩、耳鸣、步履无力，肩关节功能障碍明显，举动无力，但疼痛不甚明显，舌偏红。

穴位疗法

◎ 养老穴

取穴方法：位于前臂背面尺侧，当尺骨小头近端桡侧凹陷中。

按摩方法：采用掐法掐按养老穴2～3分钟，以局部有酸痛感为宜。

◎ 列缺穴

取穴方法：位于前臂桡侧缘，桡骨茎突上方，腕横纹上1.5寸。

按摩方法：采用揉按法揉按列缺穴100～200次，以局部有酸胀感为宜。

◎ 颈肩反射区

取穴方法：位于双手各指根部近节指骨的两侧及各掌指关节结合部，手背面为颈肩后区，手掌面为颈肩前区。

按摩方法：采用指揉法按揉颈肩反射区1～2分钟，以局部酸痛为宜。

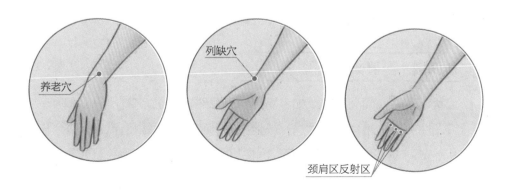

养老穴　列缺穴　颈肩区反射区

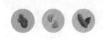

耳鸣、耳聋

耳鸣、耳聋是听觉异常的两种症状，耳鸣可以单见，但耳聋必伴耳鸣。现代医学认为引发耳鸣的原因有很多，常见的有药物中毒、急性传染病、噪声损伤、颅脑外伤及老年性耳鸣；而耳聋常由内耳迷路炎、中耳炎、耳硬化、耳内肿瘤、药物中毒、内耳震荡及老年性耳聋等引发。

脉象辨证型

脉数——实证

症状：起病突然，耳鸣如潮涌雷鸣，听力减退或丧失，痛苦难忍，或伴有暂时眩晕，可伴鼻塞流涕，或有头痛、耳胀闷，面红目赤，口苦，鼻咽发干，或有恶寒发热，身疼易怒，便秘尿黄。舌淡红，苔薄黄。

脉细——虚证

症状：虚证多因气虚血滞，肾精亏虚，耳失濡养所致。起病较缓，耳鸣声如蝉鸣，音调较低，听力减退较轻，腰膝酸软，失眠多梦。

脉弦数——肝火上扰型

症状：耳鸣如闻潮声，或如风雷声，耳聋时轻时重，每于郁怒后耳鸣、耳聋突发性加重，兼耳胀、耳痛，或伴头痛，眩晕，面红目赤，口苦咽干，或夜寐不安，烦躁不宁，或有胁痛，大便秘结，小便黄赤，舌红苔黄。

穴位疗法

◎ 听宫穴

取穴方法：位于面部，耳屏前，下颌骨髁状突的后方，张口时呈凹陷处。

按摩方法：半握拳，食指伸直，将食指指腹放在听宫穴上，用力按揉。

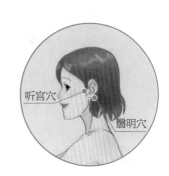

◎ 翳明穴

取穴方法：位于项部，当翳风后1寸。

按摩方法：用拇指指腹揉按翳明穴，力度由轻渐重。

◎ 肾俞穴

取穴方法：位于腰部，当第2腰椎棘突下，旁开1.5寸。

按摩方法：微握拳紧贴于肾俞穴上，连续摆动腕掌部，适当用力按揉。

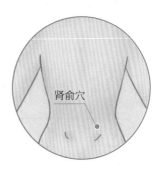

◎ 商阳穴

取穴方法：位于食指末节桡侧，距指甲角0.1寸。

按摩方法：采用掐法用力掐按商阳穴3～5分钟，以局部潮红为度。

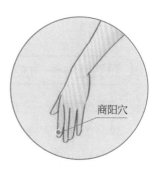

◎ 阳溪穴

取穴方法：位于腕背横纹桡侧，当拇短伸肌腱与拇长伸肌腱间凹陷中。

按摩方法：采用揉按法揉按阳溪穴1～2分钟，以局部酸痛为宜。

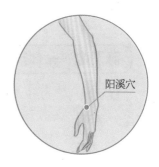

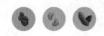

月经不调

月经不调是指月经周期、经期长短、经血颜色、经量多少、经血质地等出现异常的妇科常见疾病。临床表现为月经时间提前或延后、量多或少、颜色暗红或淡红、经质清稀或赤稠或带血块，并伴有头晕、心跳加快、心胸烦闷、容易发火、睡眠不好、小腹胀满、腰酸腰痛、精神疲倦等症状。大多数患者都由体质虚弱、内分泌失调所致。

脉象辨证型

脉沉细无力——肾虚型

症状： 月经周期推后，或先后无定，量少，色淡红或暗红，经质清稀。腰膝酸软，足跟痛，头晕耳鸣，或小腹自觉发冷，或夜尿较多。舌淡，苔薄白。

脉弦涩——气血两虚型

症状： 月经提前或延后，经期延长，经量或多或少，颜色暗红，有血块；伴经前小腹胀痛，经期时小腹疼痛，怕按，得温疼痛可稍缓解，行经稍畅；或有胁肋部、乳房胀痛，伴有心烦、胸闷、喜叹气等症状。舌暗，可见瘀点，苔白。

脉滑数——血热型

症状： 月经过多，经血紫黯而有块，经行小腹疼痛拒按，舌质紫黯或有瘀点、瘀斑。

穴位疗法

◎ 气海穴

取穴方法：位于下腹部，前正中线上，当脐中下1.5寸。

按摩方法：以气海穴为圆心，单掌以顺时针方向环形摩腹。

◎ 血海穴

取穴方法：屈膝，位于髌骨内测端上2寸，当股四头肌内侧头的隆起处。

按摩方法：将拇指与食指、中指相对呈钳形捏住血海穴，一收一放揉捏。

◎ 阴陵泉穴

取穴方法：位于小腿内侧，当胫骨内侧髁下方凹陷处。

按摩方法：用拇指指腹揉按阴陵泉穴，以皮肤潮红、发热为度。

◎ 后溪穴

取穴方法：位于手掌尺侧，微握拳，当小指本节后的远侧掌横纹头赤白肉际处。

按摩方法：采用掐按法掐按后溪穴1~2分钟，以局部有酸胀感为宜。

◎ 八邪穴

取穴方法：位于第1~5指间，各个手指的分叉处，共8个穴位。

按摩方法：采用压揉法，用拇指指尖微用力压揉八邪穴各50次，每日早晚各1次。

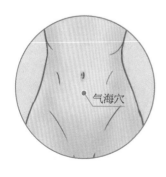
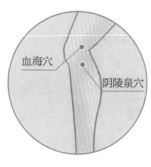
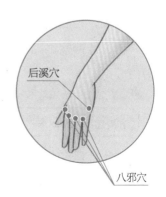

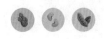

痛经

痛经是指女性月经来潮时及行经前后出现小腹胀痛和下腹剧痛的症状。痛经有原发性和继发性之分。原发性痛经是指月经初潮时就有发生，妇检时生殖器官并无器质性病变；继发性痛经是因子宫内膜移位，急、慢性盆腔炎，子宫狭窄、阻塞等生殖器官器质性病变所引起的疼痛。经常锻炼身体能增强体质，也能减少和防止痛经的发生。

脉象辨证型

脉弦涩——气滞血瘀型

症状： 经前或行经第1、2天，心烦、胸闷、喜叹气，小腹胀痛，怕按，甚则小腹剧痛而发生恶心、呕吐，或经量少，或经行不畅，经色紫暗有块，血块排出后痛减，经净疼痛消失。舌暗，可见瘀斑、瘀点，苔薄白或黄。

脉细弱——气血虚弱型

症状： 经后一两日或经期小腹隐隐作痛，喜欢揉按腹部，月经量少，色淡质薄，伴神疲乏力、头晕，面黄或面色㿠白，食少，大便稀烂。舌淡，苔薄白。

脉沉紧——寒湿凝滞型

症状： 经前或经期小腹冷痛或绞痛，得热痛减，经行量少，色黯有块，畏寒肢冷，平时白带量多，黄稠臭秽，小便黄，舌质红、苔黄腻。

穴位疗法

◎ 关元穴

取穴方法：位于下腹部，前正中线上，当脐中下3寸。

按摩方法：将手掌紧贴在关元穴上，以顺时针方向揉动。

◎ 气海穴

取穴方法：位于下腹部，前正中线上，当脐中下1.5寸。

按摩方法：用手掌掌根揉按气海穴，力度由轻而重。

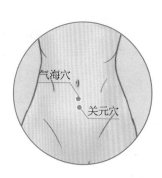

◎ 肾俞穴

取穴方法：位于腰部，当第2腰椎棘突下，旁开1.5寸。

按摩方法：两手掌相叠在肾俞穴上用力向下按压，按压的力量由轻至重。

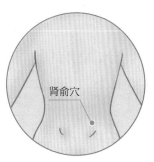

◎ 合谷穴

取穴方法：位于第1、2掌骨之间，约当第2掌骨之中点。

按摩方法：采用掐按法掐按合谷穴，用力掐按数十次，力度由浅到深。

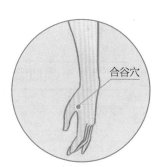

◎ 内关穴

取穴方法：位于前臂掌侧，当曲泽与大陵连线上，腕横纹上2寸。

按摩方法：采用揉按法稍用力揉按内关穴3~5分钟，以局部有酸痛感为宜。

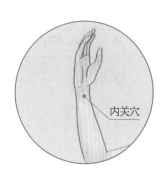

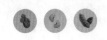

不孕症

不孕症有两种：一种是指女子婚后，配偶生殖功能正常，夫妇同居两年或两年以上未避孕而未怀孕，为原发性不孕；另一种是曾经生育过，其后同居未避孕两年或两年以上未再受孕者，称为继发性不孕。导致不孕症的原因极为复杂，除了先天生殖器官畸形所致不孕外，余下的可以按灸法辨证进行治疗。

脉象辨证型

脉沉细——肾精亏虚型

症状： 肾精亏虚，则会造成气血不足，不能滋养任脉胞胎，从而导致不孕症，其症状为：多年不孕，经期尚可，量少色淡，面色灰白，形体消瘦。舌质淡红。

脉滑——痰血瘀阻型

症状： 多年不孕，经行腹痛，为胀痛或刺痛，量少色暗，有血块排出，此属气滞血瘀的表现；若患者形体偏胖，带下量多，面色白，伴有心悸胸闷时呕者，此属痰浊瘀阻胞宫。

脉弦——肝郁型

症状： 婚久不孕，形体肥胖，经行后期，量少，或者闭经，带下量多，其质黏稠，面白无华，头晕头昏，心悸不安，胸闷。舌质淡，苔白腻。

穴位疗法

◎ 神阙穴

取穴方法：位于腹中部，脐中央。

按摩方法：用掌心在神阙穴上用力向下按压。

◎ 关元穴

取穴方法：位于下腹部，前正中线上，当脐中下3寸。

按摩方法：将拇指着附于关元穴上，以顺时针的方向揉按。

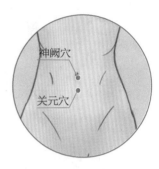

◎ 肾俞穴

取穴方法：位于腰部，当第2腰椎棘突下，旁开1.5寸。

按摩方法：用中指和食指点压在肾俞穴上，以顺时针的方向匀速揉按。

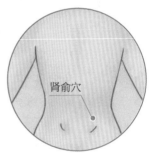

◎ 内关穴

取穴方法：位于前臂掌侧，当曲泽与大陵连线上，腕横纹上2寸。

按摩方法：采用揉按法稍用力揉按内关穴3~5分钟，以局部有酸痛感为宜。

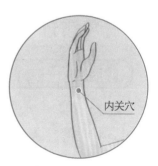

◎ 神门穴

取穴方法：位于腕部，腕掌侧横纹尺侧端，尺侧腕屈肌腱的桡侧凹陷处。

按摩方法：采用指揉法按揉神门穴1~2分钟，以局部酸痛为宜。

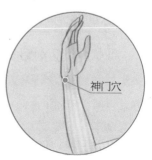

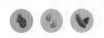
阳痿

阳痿是指由劳伤心脾、纵欲过度，或湿热下注所致的生殖系统疾病。大多数患者由精神、心理、神经功能、不良嗜好、慢性疾病等因素致病，如手淫、房事过度、神经衰弱、生殖腺功能不全、糖尿病、长期饮酒、过量吸烟等。现代医学的性神经衰弱以及感染性、慢性病引发的阳痿也属于此列。长期房事过度，沉浸于色情，是导致阳痿的原因之一。实践证明，夫妻分床，停止性生活一段时间，避免各种类型的性刺激，让中枢神经和性器官得到充分休息，是防治阳痿的有效措施。羊肉、核桃、牛鞭、羊肾等，含锌食物如牡蛎、牛肉、鸡肝、禽蛋、花生米、猪肉、鸡肉等，都有助于提高性功能。

脉象辨证型

脉濡数——实证

症状： 阴茎虽勃起，但时间短暂，每多早泄，阴囊潮湿、有异味，下肢酸重，小便赤黄，情绪抑郁或烦躁易怒。舌红，苔白或黄腻。

脉细弱无力——虚证

症状： 行房前阴茎萎软不举或举而不坚，精液清冷或射精障碍，常伴有头晕目眩、腰酸耳鸣、畏寒肢冷、面色灰黯、眼圈黯黑、精神萎靡、夜尿多等。舌淡，苔薄白。

脉细——心脾受损型

症状： 阳事不举，精神不振，夜寐不安，胃纳不佳，面色不华，精神萎靡。舌质淡，苔薄腻。

穴位疗法

◎ 神阙穴

取穴方法：位于腹中部，脐中央。

按摩方法：用掌根按揉神阙穴，以脐下有温热感为度。

◎ 肾俞穴

取穴方法：位于腰部，当第2腰椎棘突下，旁开1.5寸。

按摩方法：以拇指指腹按揉肾俞穴，在微感酸胀后持续按揉。

◎ 腰阳关穴

取穴方法：位于腰部，当后正中线上，第4腰椎棘突下凹陷中。

按摩方法：将食指指腹放于腰阳关穴上，用力按揉。

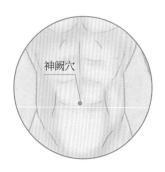

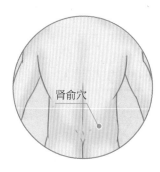

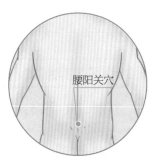

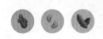

尿路感染

尿路感染，是指病原体侵犯尿路黏膜或组织引起的尿路炎症。根据感染部位，尿路感染可分为上尿路感染和下尿路感染，前者为肾盂肾炎，后者主要为膀胱炎。根据有无基础疾病，尿路感染还可分为复杂性尿路感染和非复杂性尿路感染。一般情况下，尿路感染的病人应该多饮水，勤排尿。每天饮水至少2000毫升，每2～3小时排一次尿，这是最实用且最有效的方法。通过大量尿液的冲洗作用，可以清除部分细菌。注意阴部的清洁卫生，以免尿道口的细菌进入尿道，重新引起尿路感染。

脉象辨证型

脉滑数——膀胱湿热型

症状：症见小便短数，灼热刺痛，溺色黄赤，少腹拘急胀痛，或有寒热、口苦、呕恶，或有腰痛拒按，或有大便秘结等症状，舌质红或淡红、苔黄腻。

脉弦数或细数——下焦湿热型

症状：尿中夹沙石，小便艰涩，或排尿时突然中断，尿道窘迫疼痛，腰腹绞痛难忍，尿中带血，舌质红、苔薄黄。

脉虚弱——脾肾亏虚型

症状：小便不甚赤涩，但却淋漓不已，时作时止，遇劳即发，腰膝酸软，神疲乏力，舌质淡、苔薄白。

穴位疗法

◎ 液门穴

取穴方法：位于手背部，当第4、5指关节之间的前缘凹陷中。

按摩方法：采用掐法掐按液门穴2分钟，以局部酸痛为宜。

◎ 阳池穴

取穴方法：位于腕背横纹中，当指总伸肌腱的尺侧缘凹陷处。

按摩方法：采用掐法掐按阳池穴2分钟，以局部有酸胀感为宜。

◎ 二白穴

取穴方法：位于腕横纹上4寸，桡侧腕屈肌腱的两侧，一侧有2穴。

按摩方法：采用揉法揉按二白穴3分钟，以局部有酸痛感为宜。

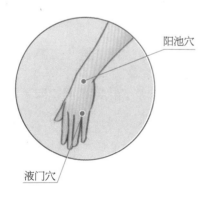

阳池穴

液门穴

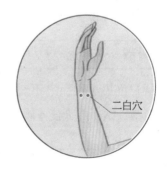

二白穴

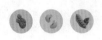

前列腺炎

前列腺炎是多种复杂原因和诱因引起的前列腺的炎症、免疫、神经内分泌参与的复杂的病理变化，导致以尿道刺激症状和慢性盆腔疼痛为主要临床表现的疾病。前列腺炎的临床表现多样化，可出现会阴、耻骨上区、腹股沟区、生殖器疼痛不适。前列腺炎分为急性和慢性两种。急性前列腺炎起病急骤，有发热、畏寒、厌食、乏力等症状；慢性前列腺炎常有排尿结束或晨起尿道口有稀薄水样物或乳白色混浊液溢出等症状。患者应进行自我心理疏导，保持开朗乐观的生活态度，应戒酒，忌辛辣刺激食物；避免憋尿、久坐及长时间骑车、骑马，注意保暖，加强体育锻炼。

脉象辨证型

脉滑数——膀胱湿热型

症状： 症见小便点滴不通，或量少而短赤灼热，小腹胀满，口苦口黏，或口渴而不欲饮，或大便不畅，舌质红、苔根黄腻。

脉弦——肝郁气滞型

症状： 小便突然不通，或通而不畅，胸胁胀痛，口苦口干，每因精神紧张或惊恐而发作，舌质红、苔薄白或白黄。

脉沉细无力——脾气下陷型

症状： 小腹坠胀，排尿无力，时欲小便而不得解，或量少而不畅，精神萎靡，气短声怯，食少腹胀，大便溏薄，面色淡白，舌质淡、苔薄白。

脉细数——阴虚火旺型

症状： 腰膝酸软，夜间潮热，容易出汗，尿道口也可以有滴白，会阴部坠胀不适，舌红少苔。

脉沉弱——肾阳衰疲型

症状： 畏寒，腰膝酸冷，排尿不适，伴有阳痿、早泄等性功能障碍，舌质淡胖。

穴位疗法

◎ 水道穴

取穴方法：位于下腹部，当脐中下3寸，距前正中线2寸。

按摩方法：食指指腹置于水道穴上，适度按压。

◎ 关元穴

取穴方法：位于下腹部，前正中线上，当脐中下3寸。

按摩方法：将手掌紧贴在关元穴上，以顺时针方向揉动。

◎ 气海穴

取穴方法：位于下腹部，前正中线上，当脐中下1.5寸。

按摩方法：以气海穴为圆心，单掌以顺时针方向环形摩腹。

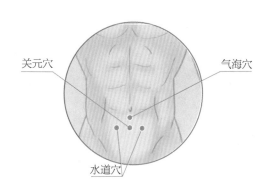

◎ 肾俞穴

取穴方法：位于腰部，当第2腰椎棘突下，旁开1.5寸。

按摩方法：两手掌相叠在肾俞穴上用力向下按压，按压的力量由轻至重。

◎ 命门穴

取穴方法：位于第2腰椎棘突下，两肾俞之间。

按摩方法：两手掌相叠在肾俞穴上用力向下按压，按压的力量由轻至重。

◎ 合谷穴

取穴方法：位于第1、2掌骨之间，约当第2掌骨之中点。

按摩方法：采用掐按法掐按合谷穴，用力掐按数十次，力度由浅到深。

◎ 曲池穴

取穴方法：位于肘横纹外侧端，当尺泽与肱骨外上髁连线中点。

按摩方法：采用揉按法将食指、中指指尖放于曲池穴上，由轻渐重揉按
1～2分钟。

◎ 太溪穴

取穴方法：位于足内侧，内踝后方，当内踝尖与跟腱之间的凹陷处。

按摩方法：用食指指腹放于太溪穴上，微用力按压，以局部有酸胀感为宜。

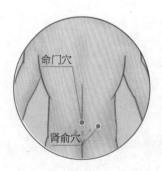 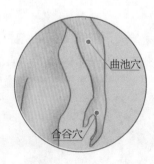 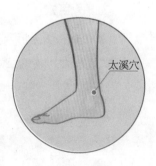